Extrait de la *Revue médicale de la Suisse romande*
XXVIIIme Année. N°s 6 et 7. Juin et Juillet 1908.

La pharmacopée helvétique, Edition IV

Par

A. Mayor
Professeur de thérapeutique

B. Wiki
1er assistant au laborat. de thérapeutique

Depuis le mois de mars de la présente année, l'édition IV de notre pharmacopée helvétique est entrée en vigueur. Ce livre s'est présenté à nous sous un volume double de celui de son prédécesseur. C'est avec un vif intérêt, sans doute, que les médecins auront constaté cette augmentation d'importance qui leur faisait présager des progrès nombreux. Ces progrès, ils auront été tentés d'en prendre aussitôt connaissance, mais nous nous sommes demandés si les nécessités de la vie professionnelle leur auraient permis le travail de bénédictin que représente la comparaison, article par article, du livre nouveau au livre ancien. et si quelques-unes d'entre les modifications les plus importantes au point de vue de la pratique, ne risqueraient pas de leur demeurer longtemps inaperçues. Nous avons pensé qu'il serait agréable, peut-être, à nombre de nos confrères qu'il leur fût résumé, en quelques pages, les innovations contenues dans notre nouvelle édition de la pharmacopée. Pour le faire d'une façon qui en facilite la lecture, nous exposerons ces innovations en passant successivement en revue les divers groupes de médicaments qui composent notre arsenal thérapeutique.

Il convient cependant de faire précéder cet exposé de quelques remarques générales.

I

Tout d'abord signalons l'avant-propos du livre dont nous allons nous occuper. Il débute par un bref chapitre historique fort intéressant, puis nous y trouvons, et l'indication des 56 articles nouveaux que contient l'édition IV de la pharmacopée. et celle des articles qui, figurant dans l'édition III, ont été supprimés dans l'actuelle. Ces nouveaux venus, comme ces disparus, nous les citerons au fur et à mesure de notre révision des groupes médicamenteux. Mais faisons observer dès maintenant, qu'à côté du vaccin proprement dit, il a été introduit dans la pharmacopée, deux sérums curateurs d'une part, la tuberculine de Koch d'autre part. L'opportunité de cette double introduction est éminemment discutable. Le seul argument de valeur que l'on puisse donner en sa faveur est que, dans certaines régions de notre pays, les communications sont assez difficiles pour qu'il soit utile d'obliger le pharmacien à posséder, en tout temps, le sérum antidiphtérique et le sérum antitétanique.

Par contre, il apparaîtra d'emblée à l'esprit de chacun qu'il peut y avoir avantage à ce que le pharmacien trouve, dans la pharmacopée, une formule de solution physiologique de chlorure de sodium, titrée à 9 ⁰⁰/₀₀ (*Solutio natrii chlorati physiologica*), ainsi que les indications nécessaires pour préparer une solution de gélatine stérilisée (*Gelatina soluta sterilisata*).

On se demandera peut-être pourquoi, de préférence à la tuberculine de Koch, la commission n'a pas fait figurer, dans la pharmacopée, des médicaments éprouvés et journellement utilisés, tels que les préparations organiques de thyroïde, d'ovaire, etc. Nous rappellerons simplement que toutes les formes de ces préparations connues jusqu'à présent, sont des spécialités patentées.

Il est certains articles nouveaux qui donnent des indications générales. Ce sont : *Aquæ destillatæ concentratæ* (hydrolats concentrés); *Capsulæ* (cachets et capsules gélatineuses dures et molles ; *Cereoli* (bougies élastiques ou rigides, antrophores); *Globuli* (ovules); *Pastilli compressi* (comprimés); *Pilulæ*, dont dépend en quelque sorte l'article *Argentum foliatum*; *Styli caustici* (crayons caustiques).

L'article *Infusa* a été modifié notablement. Désormais, pour faire une infusion, l'on devra verser sur la drogue de l'eau *froide*, puis élever le tout au bain-marie à la température de 90° ; on enlèvera alors du bain-marie et, après quinze minutes, l'on passera le liquide.

Au titre : *Decocta,* il est indiqué des précautions spéciales pour les décoctés de condurango, de semence de lin, de racine de guimauve.

Les articles *Tela depurata* (gaze hydrophile) et *Gossypium depuratum* (coton hydrophile) indiquent les conditions que doivent remplir, indépendamment de leur stérilité relative, ces objets de pansement. Les moyens d'obtenir cette stérilité sont indiqués soigneusement, et pour toutes les circonstances où elle est exigible, à la page XXXII de l'avant-propos.

Rappelons aussi que, des médicaments nouvellement introduits, bon nombre sont désignés sous leur nom chimique, parfois peu familier à l'oreille médicale, mais l'index qui donne le titre des articles contient en même temps la synonymie. Cette synonymie ayant l'inconvénient d'être unilatérale, un article de l'un de nous, paru dans cette Revue [1], a comblé cette légère lacune.

Enfin n'oublions pas que l'arsenal thérapeutique n'est pas réservé exclusivement à la race humaine. Nos frères inférieurs ont droit à ce que l'on y vienne chercher des remèdes à leurs maux. Que l'imprévu de quelque article nouveau ne retienne donc pas trop longtemps la pensée anxieuse et interrogative du médecin. Nos clients n'ont plus à connaitre, par exemple, la racine d'asaret *(Rhizoma Asari)*. Les sternutatoires dans le genre de la « poudre capitale de St-Ange » qui en renferme, sont passés de mode. Comme remède contre l'alcoolisme, l'asaret n'a pas fait ses preuves, et comme vomitif nous n'oserions le recommander.

Parmi les médicaments qui ont été supprimés, l'un d'eux sera regretté dans notre milieu genevois, où il avait pris rang de remède domestique ; c'est l'alcoolature d'aconit. Est-ce une perte réelle ? J'ose à peine avouer que j'en doute ; mais, en tout cas, que ceux d'entre nos confrères qui la déplorent se rappellent qu'entre toutes les œuvres de centralisation, la pharmacopée se distingue par sa parfaite innocuité. En effet,

[1] B. Wiki. Les nouveaux médicaments dans l'édition nouvelle de la pharmacopée suisse. *Rev. méd. de la Suisse rom.*, janv. 1908, p. 20.

si elle oblige le pharmacien à posséder en magasin chacune des substances, chacun des médicaments qui font l'objet de l'un de ses articles, elle ne lui interdit nullement d'en dispenser d'autres. Par la teneur même de leurs ordonnances, les médecins genevois peuvent maintenir en usage les médicaments qui leur plaisent.

Quoiqu'il en soit, notre pharmacopée ne connait plus les alcoolatures. En effet l'alcoolature d'arnica a suivi celle d'aconit dans l'exil, et sera remplacée désormais, par une teinture. De même il ne sera plus question des extraits doubles. Les extraits fluides les plus actifs se sont évanouis aussi. Il en est résulté, pour la pratique de certaines prescriptions, la nécessité d'ajouter, à l'article *Extracta*, un paragraphe prévoyant l'existence d'une trituration, et d'une solution des extraits narcotiques. Ces préparations, d'activité moitié moindre que les extraits correspondants, n'intéressent d'ailleurs que le pharmacien, la formule composée par le médecin n'en devant être aucunement influencée.

Les bouleversements survenus dans le compartiment des extraits, proviennent en bonne partie de l'apparition, dans notre pharmacopée, des résolutions adoptées par la Conférence de Bruxelles de 1902, résolutions rapportées à la page XX de l'avant-propos dont nous avons parlé. Sauf pour la préparation de la teinture d'opium, la Suisse a admis les décisions de cette conférence. Cela ne lui a pas été extrêmement difficile, certaines d'entre elles ayant été, pour ainsi dire, prévues par notre édition III. Cependant, entre autres modifications dont nous devons tenir grand compte, signalons dès à présent la richesse beaucoup plus grande de notre nouvel extrait de belladone et le fait que le sirop d'iodure de fer contiendra dorénavant 5 centigramme d'iodure par gramme, au lieu de 1 centigramme.

Les articles dont le texte est conforme aux décisions de la Conférence de Bruxelles, sont désignés par les lettres P. I. (*præscriptio*, ou *pharmacopæa internationalis*).

Nous devons à cette Conférence de posséder maintenant un compte-goutte officinal rationnel. C'est le compte-goutte de Lebaigue, adopté dès longtemps en France, et fournissant, au gramme, 20 gouttes d'eau distillée. Chacun sait que, selon la nature du liquide que l'on envisage, le nombre des gouttes contenues dans le gramme n'est point toujours identique. Comme, selon les pharmacopées, les préparations de substances actives, même de dénomination identique, ne résultent point toujours de manipulations absolument comparables, le besoin se faisait sentir d'un tableau donnant, pour un certain nombre de médicaments pris comme types, la teneur de leur gramme en gouttes du compte-goutte officinal (Tableau II).

Une autre amélioration très notable et très importante dans la rédaction de notre édition IV, consiste en ce fait que, pour un très grand nombre de subtances premières et de médicaments galéniques, la teneur en éléments actifs est fixée, ainsi que les moyens de la déterminer exactement. Pour ce qui est des graisses, des essences, des résines et des baumes, cette détermination permet la vérification de la pureté et de l'activité de la drogue; par l'intermédiaire du pharmacien, elle nous met à l'abri de l'emploi de substances adultérées et peu actives. Plus directement intéressante pour nous, est la détermination du titre de nos médicaments en alcaloïdes, puisque, des notions scientifiques sur lesquelles repose notre thérapeutique, la majeure partie concerne le mode d'action physiologique et la toxicité de ces alcaloïdes. Dès longtemps nous mesurions, dans notre esprit, l'activité relative des médicaments dérivés de l'opium par leur richessse en morphine, celle des diverses préparations de quinquina par leur titre alcaloïdique. Il nous est agréable de constater que cette mensuration précise a pu être étendue à nombre de nos remèdes héroïques. Malheureusement les glycosides ne se prêtent pas, jusqu'à présent, à ces dosages.

Le médecin trouvera tous les renseignements touchant la richesse, en substances actives, des médicaments qu'il manie, dans le tableau VI, établi spécialement à son usage. Et il y rencontrera non pas seulement les drogues contenant des alcaloïdes énergiques, mais aussi les médicaments simples et composés susceptibles de se prêter à ce titrage. Ce tableau complète même, parfois, certains articles où l'on avait omis de signaler la quantité de substance active contenue dans le médicament envisagé. Le tableau Ic lui aussi, a été dressé plus spécialement à l'usage du médecin; il indique le mode de préparation des réactifs les plus usités dans les recherches médicales (recherche des substances anormales de l'urine, analyse du suc gastrique, examen du sang, coloration des microbes).

Les formules données par notre pharmacopée ont continué

à subir cette tendance vers la simplification qui les fait parfois différer assez notablement des recettes originales léguées par la tradition. Peut-être ces modifications ne vont-elles pas sans entraîner de légères variations dans les résultats thérapeutiques obtenus. mais l'on se rend bien compte que ces variations, dans l'immense majorité des cas, sont insignifiantes, et que, par contre, la mémoire du médecin, comme celle du pharmacien, se trouve bien de ce mode de faire. Pour le médecin, déjà chargé d'une besogne de mémorisation formidable, il étudiera avec plus de fruit la constitution d'un mélange médicamenteux, s'il n'est rebuté d'avance par la complexité de ce mélange, surchargé parfois de substances sans utilité réelle, ou composé dans des proportions si peu comparables, qu'elles défient toute opération de réalisation mentale.

La tendance vers la simplification domine aussi la question des doses maxima. Comme dans l'édition III, la dose maxima *pro die* est, dans la plupart des cas, trois fois plus considérable que la dose maxima unique. Dans la règle la proportion est assez conforme à la réalité du besoin mais pour certaines substances le résultat est moins satisfaisant. A coup sûr ce n'est qu'exceptionnellement qu'on devra administrer plus d'un gramme d'antipyrine à la fois, tandis qu'en fixant à trois grammes la dose de cette substance que l'on est autorisé à prescrire pour les 24 heures, l'on reste manifestement au-dessous de la réalité.

En examinant les doses maxima édictées par notre édition IV, l'on remarquera qu'elles se rapportent exclusivement à la supposition du médicament administré par la bouche ; il n'est plus question de doses pour injection sous-cutanée. Nous avons l'impression que l'on devra revenir, dans l'avenir, sur cette décision, et même donner des indications de ce genre plus souvent que ne le faisait l'édition III.

Enfin chacun des articles de notre pharmacopée a été repris, soigneusement revu, vérifié, et surtout notablement développé. Evidemment la majeure partie des renseignements qu'on y peut puiser, n'a toute son importance que pour le pharmacien, mais les médecins y trouveront des détails forts intéressants qui manquaient à l'édition III. et qui l'instruiront de faits d'utilité pratique, de circonstances touchant, par exemple, les impuretés que sont capables de contenir les drogues qu'il emploie journellement. En lisant attentivement sa pharmacopée, il sera frappé de l'attention avec laquelle ont été rédigés ces articles, et de la somme de travail qu'ils ont exigé. Le représentant de la médecine genevoise dans la Commission de la pharmacopée helvétique, est d'autant plus à l'aise pour exprimer cette opinion. qu'il n'a pas eu à prendre une part très active à cette partie de la besogne commune. C'était œuvre, on le conçoit, de chimiste, de botaniste, et surtout de pharmacien. Il lui est resté de cette période de discussions, avec nombre de notions instructives, une estime profonde pour le zèle dévoué qu'ont déployé ceux des collaborateurs auxquels incombait la tâche de procéder aux vérifications et aux recherches exigées par une œuvre aussi complexe. Il est donc d'autant plus porté à regretter que les dispositions prises dans l'organisation du travail terminal, c'est-à-dire dans la révision définitive du texte complet, aient permis qu'il s'y glissât certaines imperfections qui, pour légères qu'elles soient, déparent un peu l'œuvre commune. Nos confrères en auront relevé, sans doute, au hasard de leurs lectures. Nous en citons quelques-unes seulement.

La teneur de certains médicaments en substances actives, n'est parfois indiquée que dans le tableau VI, ce qui nous le rend d'autant plus précieux. Dans le choix des doses maxima, il règne çà et là une certaine fantaisie. Nous constaterons, au cours de cette étude, que, par exemple, les alcaloïdes de la noix vomique sont trois fois plus dangereux lorsqu'on les fait ingérer sous forme de poudre de noix vomique, que lorsqu'on les administre en nature ou sous forme d'extrait. Certaines substances réellement actives, manquent de doses maxima : telles la teinture d'adonis, l'aspirine, l'arécoline, etc. Dans les formules des médicaments composés, les ingrédients ne portent pas toujours le nom qui leur est attribué dans l'article consacré à leur définition : le terme *Magnesium carbonicum*, abandonné avec raison dans notre édition IV, se retrouve dans les formules de la limonade au citrate de magnésie et de la poudre de rhubarbe composée. *Gelatina animalis* devient *gelatina alba* dans l'émulsion d'huile de foie de morue, et *gelatina* sans qualificatif dans la formule des ovules vaginaux et des suppositoires.

Remarque plus importante : à la page XXV de l'avant-propos nous lisons que « à la fin des articles relatifs aux « drogues, se trouvent énumérées les diverses préparations que « l'on peut en faire (extraits, teintures) ; cependant les prépa- « rations composées (espèces, poudres, etc.) ne sont mention-

« nées que si elles renferment l'une ou l'autre des drogues qui « figurent aux tableaux III et IV » (*separanda, venena*). Or, tandis que, à la fin de l'article qui leur est consacré, nous apprenons que les pétales de roses entrent dans la composition du miel rosat, il n'est point indiqué, par exemple, que la scille qui donne le vinaigre, l'oxymel, la teinture, entre aussi dans la composition des pilules hydragogues de Heim et du vin diurétique.

Ajoutons incidemment que, au point de vue médical, la décision de la Commission aurait dû être plus générale. L'on n'a fait de renvoi que lorsqu'il s'agissait de drogues, nullement lorsqu'il s'agissait de produits chimiques. N'eût-il point été plus important pour le médecin de savoir dans quel médicament composé rentraient des substances aussi actives que le chloroforme, l'iode, la créosote, la santonine, l'émétique, l'acide arsénieux, le phosphore, le mercure, ses oxydes, et ses sels, que d'apprendre que la gomme arabique sert à fabriquer un mucilage et un sirop, que le goudron de houille est la base du coaltar saponiné, ou qu'on retire, du tamarin, la pulpe de tamarin ?

Pour nous autres médecins de langue française, nous aurions aussi préféré ne pas voir figurer dans notre pharmacopée nationale des termes qui n'ont jamais été usités dans notre langue. Qu'est-ce que cette lotion antistrumale qui désigne l'*Opodeldoc jodatum liquidum*, médicament employé contre le goitre ? Strumeux équivaut à scrofuleux, et strumale nous est complètement inconnu. Dès longtemps, pour éviter toute confusion, l'on ne dit plus podophylline, mais podophyllin. Pourquoi a-t-on remplacé les expressions correctes : beurre de cacao, beurre de muscade, employés dans l'édition III, par les néologismes inattendus : graisse de cacao, graisse de muscade ? La *Mixtura solvens*, composée d'eau, de chlorure d'ammonium. et de jus de réglisse, devrait s'appeler potion béchique ou expectorante, non potion résolutive.

Il s'agit là, nous le disions plus haut, de « bavures » sans importance réelle, mais qu'il eût été facile d'éviter, ainsi que la majeure partie de la page d'errata par laquelle débute notre pharmacopée, si l'on eût, avant le tirage définitif, livré à chacun des membres de la Commission, et rédigé dans sa langue maternelle, le texte entier du volume, tel qu'il sortait des mains de la Commission de rédaction. Dans un travail aussi complexe, il est avantageux que la révision définitive puisse être faite par un nombre important de collaborateurs. Mais ce sont là des précautions dont on ne peut toujours prévoir la nécessité, et dont le plus souvent, comme dans les circonstances actuelles, l'on ne s'avise qu'après coup. Aussi n'est-ce point dans un esprit de critique que nous faisons cette constatation, mais uniquement parce qu'elle peut servir d'enseignement pour l'avenir.

Il n'en reste pas moins que, à notre avis, les pharmaciens et les médecins suisses ont en mains, actuellement, une œuvre magistrale, d'une valeur scientifique incontestable, et qui honore grandement notre petit pays.

II

Antiseptiques. — Dans ce groupe de médicaments, les modifications suivantes ont été introduites :

1° D'entre les antiseptiques minéraux, les plus importants sont les composés mercuriels. Parmi ceux-ci, le turbith minéral et la liqueur de van Swieten (*Hydrargyrum bichloratum solutum*) ont été écartés. Par contre, le sublimé nous est offert en pastilles contenant 1 g.[1] du sel, mélangé à du chlorure de sodium, ce qui permet sa dissolution dans 1 $^1/_2$ partie d'eau. Ces pastilles sont colorées en bleu afin d'éviter, dans la mesure du possible, les empoisonnements accidentels.

D'autre part, l'oxycyanure et le salicylate de mercure ont été introduits dans notre pharmacopée.

Des changements minimes concernent les pommades mercurielles. Notre onguent gris devient une pommade à 30 % (celui de l'Ed. III contenait 34 parties de mercure pour cent). Puis un article spécial a été consacré à chacune des deux formes d'onguent d'oxyde de mercure: celui composé au moyen de la forme rouge, et celui qui contient le précipité jaune.

L'antiseptique à la mode, l'eau oxygénée *(Hydrogenium hyperoxydatum sol.)*, fait, fort heureusement, son entrée dans notre pharmacopée. Nous sommes habitués à mesurer son activité par le nombre des volumes d'oxygène qu'elle est capable de dégager. Le Codex français (Supplément) admet un soluté officinal d'eau

[1] Nous conformant au mode de faire de la pharmacopée helvétique (p. XXVI) nous désignons le mot gramme par : g.
» » centigramme par : cg.
» » kilogramme par : kg.

oxygénée « au dixième », et cette désignation signifie, exceptionnellement, que 5 cc. de soluté doivent dégager 50 cc. d'oxygène. La terminologie à laquelle nous ont accoutumé les auteurs médicaux de langue française, est plus claire dans sa brièveté : elle dirait, du soluté du Codex, qu'il titre 10 volumes d'oxygène. Mais lorsque nous lisons les auteurs allemands, il nous faut prendre garde que, pour désigner une eau oxygénée capable de dégager 10 fois son volume d'oxygène, ils écrivent que cette solution est au 10 % de volume (*volumenprocentig*). Le *Hager's Handbuch* [1] critique lui-même cette « *merkwürdige Bezeichnung* ». Notre pharmacopée a adopté un autre mode de faire, usité aussi en Allemagne, mais plus correct. Il consiste à indiquer la teneur en poids de peroxyde d'hydrogène contenu dans la solution, et elle a fixé cette teneur à 3 %. Le calcul permet de reconnaître que, dans ces conditions, 100 g. de notre eau oxygénée dégagent très approximativement 1 litre d'oxygène ; notre préparation est donc de teneur égale à celle du Codex français.

Ajoutons, détail minime, que le miel boraté, autrefois préparation alcaline (au moins théoriquement), est devenu, dans notre édition IV, une préparation acide. En effet, il renfermera plus de 20 % de glycérine. Or, le borax en solution glycérinée prend une réaction franchement acide.

2° Certains antiseptiques, qui font passage aux substances organiques, ont été adoptés par notre Ed. IV. Tels le protargol (*Argentum proteinicum*), l'itrol (*Argentum citricum*), le dermatol (*Bismutum subgallicum*), l'airol (*Bismutum subgallicum oxyjodatum*), le xéroforme (*Bismutum tribromphenylicum*), le vioforme (*Jodchloroxychinolinum*) et le sozoïodolate de zinc (*Zincum dijodparaphenolsulfonicum*).

3° Parmi les antiseptiques organiques, mentionnons tout d'abord, comme acquisitions précieuses, le[2] formaldéhyde et l'urotropine. Le premier nous est offert sous la forme d'une solution à 35 % (*Formaldehydum solutum*), et à sa désignation française est jointe le synonyme formaline. Il aurait peut-être été accompagné du lysoforme, un des rares antiseptiques à odeur agréable ; de même que l'urotropine (*Hexamethylentetraminum*) aurait été suivie de l'helmitol, dont le goût acidule

[1] Hager's Handbuch der pharmazeutischen Praxis. Berlin, Springer, 1903, T. II, p. 88.

[2] Nous adoptons pour le mot aldéhyde le genre masculin indiqué par Littré et Robin.

est apprécié des malades, si l'on ne se fût heurté ici à l'obstacle élevé par les brevets.

Le créosotal (*Kreosotum carbonicum*) et le carbonate de gaïacol (*Guajacolum carbonicum*), sont également des nouveaux venus. Ces deux substances faciliteront certainement les traitements internes par le gaïacol et la créosote, à la grande satisfaction de ceux qui leur attribuent une action thérapeutique antiseptique à l'égard du bacille de Koch. Par contre, l'adoption des pilules de créosote constitue une innovation regrettable, car s'il existe une forme médicamenteuse sous laquelle cette substance ne devrait jamais être administrée, c'est bien la forme pilulaire. La créosote n'a peut-être pas toutes les vertus qu'on lui attribue, mais si son action offensante à l'égard de l'estomac lui a valu, de la part de certains médecins, des reproches sanglants, une part de ces reproches doit, à coup sûr, retomber sur ceux qui l'administrent mal. Prescrire un médicament irritant sous forme de pilules, c'est vouloir lui faire développer son maximum de nocivité vis-à-vis du tube digestif. D'ailleurs, nous possédons à cet égard une sorte d'expérience, faite en grand, et sur l'homme. Pendant la guerre russo-japonaise, les pilules de créosote ont été utilisées par l'armée nipponne de Mandchourie. Chaque officier et soldat prenait trois fois par jour, après les repas, une pilule renfermant 10 cg. de créosote à titre prophylactique [1]. D'après les recherches de Totsuka, la créosote empêcherait dans une certaine mesure le développement de microbes pathogènes dans l'intestin. Est-ce à ce fait, ou n'est-ce pas plutôt aux mesures hygiéniques sévères prises par l'armée du Mikado, que cette dernière a dû d'être particulièrement épargnée par les trois grands fléaux des armées en campagne : la fièvre typhoïde, la dysenterie et le choléra? Quoiqu'il en soit, ces pilules ont été absorbées par des hommes bien portants, robustes ; elles ont été administrées *après* les repas ; et cependant certains soldats se plaignirent de vomissements, de coliques, de diarrhée, accidents qui nécessitèrent pour eux l'interruption du traitement préventif par la créosote. Kasaï [2] a voulu, il est vrai, nous suggérer que ces troubles étaient dus à l'action de la créosote après absorption, mais

[1] Koïké. Le fonctionnement du service de santé de l'armée japonaise pendant la guerre russo-japonaise de 1904-1905. *Sem. méd.*, 18 juillet 1906, p. 337.

[2] Kasaï. Ueber die Wirkung des Kreosots auf den Darm. *Arch. internat. de pharmacodynamie et de thérapie*, vol. XVIII, 1908, p. 29.

pour le faire il a adopté un procédé expérimental défectueux, et qui rend ses résulats peu convaincants.

Les doses maxima de la résorcine sont indiquées dans l'Ed. IV (0,5 g. et 1,5 g.).

Signalons, fait d'une certaine importance, que notre eau phéniquée n'est plus au titre de 5 %, mais à celui de 2 %. D'autre part, nous possédons désormais une huile phéniquée à à 1 %.

Le bleu de méthylène (*Methylenum cæruleum*), en dehors de son emploi comme procédé de diagnostic, nous fournira un antiseptique non irritant que l'on vante dans le traitement de certaines infections de la muqueuse bucco-pharyngienne et du tégument externe.

Le benzonaphtol (*Naphtolum benzoicum*) fait son entrée accompagné de l'indication des doses maxima permises (2 et 6 g.). L'on peut légitimement se demander pourquoi le naphtol β, figurant à côté de lui dans la liste des *separanda*, n'a pas été doté d'une indication semblable. Il est indubitablement plus toxique que le benzonaphtol. Ce dernier, moins soluble en milieu alcalin, n'agit qu'après avoir été décomposé, dans l'intestin, en naphtol et en acide benzoïque. Aux doses auxquelles nous l'administrons, on peut négliger la valeur toxique de l'acide benzoïque ainsi mis en liberté. Quant au naphtol, il est contenu à raison de 58 % dans la combinaison. Il semblerait donc logique, lorsque nous l'administrons à l'état isolé, de fixer ses doses maxima à la moitié environ de celles adoptées pour le benzonaphtol. Dans la pratique, 1 et 4 g. nous paraîtraient admissibles.

Parmi les substances plus complexes, signalons l'admission du crésol brut (*Cresolum crudum*) et du savon de crésol (*Cresolum saponatum*), substance analogue, dans sa constitution, au lysol. Rapprochons-en le coaltar saponiné (*Liquor carbonis detergens*), forme précieuse pour le gynécologue, en ce que l'antiseptique ainsi utilisé, peu irritant quoique suffisamment actif, peut être mis sans crainte entre les mains de la malade. Cette introduction a nécessité la rédaction d'un article : goudron de houille (*Pix lithanthracis*) et, pour une part aussi, celle des articles : écorce de quillaya (*Cort. Quillajae*) et teinture de quillaya. On sait d'ailleurs combien cette dernière est précieuse pour la constitution de diverses formules dermatologiques.

Par contre, l'on regrettera certainement la disparition de

l'ichthyol. Scientifiquement, il est bien difficile de prouver son action résolutive, mais il n'est pas plus aisé de démontrer qu'elle est moindre que celle de l'onguent gris, et au moins a-t-il l'avantage de ne jamais produire de stomatites.

Enfin signalons encore, comme nouveaux venus dans le chapitre des antiseptiques, un vin camphré (*Vin. camphoratum*) et l'acide pyroligneux (*Acetum pyrolignosum crudum*).

Salicylates. — Si chacun peut comprendre la suppression de l'ancien article : écorce de saule, il n'en sera peut-être pas de même pour ce qui est de celui : salicylate de lithine. Ce sel semble mieux supporté par les estomacs délicats que le salicylate de soude ; et on le réserve volontiers aux traitements de longueur (goutte, rhumatisme chronique).

Parmi les nouvelles acquisitions, mentionnons d'abord deux préparations destinées plus spécialement à l'usage externe : le salicylate de méthyle (*Methylium salicylicum*) et l'emplâtre de savon salicylé, à 10 % d'acide salicylique (*Empl. saponato salicylatum*). Le salicylate de méthyle a été parfois administré par la bouche : c'est pourquoi la pharmacopée en fixe les doses maxima ; elles sont identiques à celles du salophène, c'est-à-dire 2 et 6 g.

Le salophène (*Acetylparaminophenolum salicylicum*) et l'aspirine (*Acidum acetylosalicylicum*) resteront probablement dans le trésor pharmaceutique, bien que le premier ait perdu de sa vogue initiale. Ils présentent cet avantage sur le salicylate de soude de pouvoir s'administrer en cachets, grâce à ce qu'ils ne mettent leur acide salicylique en liberté que dans l'intestin. L'action offensante, vis-à-vis de la muqueuse gastrique, n'est cependant pas absolument nulle en ce qui concerne l'aspirine, légèrement soluble dans l'estomac. La pharmacopée n'a pas fixé la dose maxima de l'aspirine, pas plus d'ailleurs que celle du salicylate de soude, tandis qu'elle indique celles du salicylate de méthyle et du salophène ; il y a là une lacune.

La salipyrine, salicylate d'antipyrine (*Antipyrinum salicylicum*), n'est pas, comme son nom pourrait le faire supposer, un sel véritable, mais bien un produit d'addition de l'acide salicylique et de l'antipyrine. Cette substance renferme environ 60 % d'antipyrine et 40 % d'acide salicylique. L'adoption de ce médicament ne s'imposait pas. Nous ne pouvons, à son sujet, que répéter ce qu'a écrit Liebreich[1] : Là où l'antipyrine seule est indiquée, l'adjonction d'acide salicylique est superflue ou nuisible : si le médecin désire obtenir une action favorable d'une combinaison d'antipyrine et d'acide salicylique, il pourra beaucoup plus simplement prescrire les deux médicaments isolément, ce qui lui permettra de choisir les proportions qui lui semblent les meilleures dans le cas donné. De cette façon il individualisera son traitement, ce que le médecin devrait toujours faire ; enfin il épargnera à l'organisme la peine de décomposer le produit appelé salipyrine.

Cette protestation n'a pas été écoutée. Il faut cependant un certain degré de naïveté, si ce n'est d'absence de savoir pharmacodynamique, pour reconnaître à cette substance des qualités autres que celles de ses deux composants, et se faire ainsi le complice de certains articles de réclame.

D'autre part, les doses maxima choisies pour la salipyrine ne nous paraissent pas très logiquement établies. En effet, comme le salol et le salophène, la salipyrine peut être donnée à raison de 2 g. *pro dosi,* de 6 g. *pro die.* Ces doses nous semblent assez fortes, quand on les compare à celles de l'antipyrine, fixées à 1 et 3 g. Six grammes de salipyrine représentent à peu près 3,50 g. d'antipyrine, donc plus que la dose maxima par jour admise pour cet antipyrétique. Il est vrai que cette dose fixée pour l'antipyrine est un peu faible ; mais, d'autre part, les 2,50 g. d'acide salicylique, agissant pour leur propre compte, augmentent la toxicité du corps.

Quinquina et Quinine. — Trois des sels de quinine auxquels nous étions accoutumés ont été supprimés : le bisulfate, le salicylate et le valérianate. Dorénavant, le sel le plus soluble mis à notre disposition est le chlorhydrate de quinine, qui peut fournir des solutions aqueuses à 3 % environ.

La quinine basique est supprimée également. Son insipidité relative la rendait chère aux pédiatres, mais ils se consoleront en trouvant dans notre édition IV l'euquinine (*Chininum æthylocarbonicum*), éther insoluble et dépourvu de goût. Cette substance est des plus instables en présence d'acides. L'acide carbonique des eaux gazeuses, les acides malique, tartrique, d'une confiture, peuvent suffire à la décomposer partiellement, à

[1] O. Liebreich. Tolypyrin und Tolysal. *Therapeutische Monatshefte*, t. VII, 1893, p. 180

mettre en liberté la base, et à en former des sels solubles doués d'une amertume prononcée. Le médecin se gardera donc de faire incorporer l'euquinine dans de la confiture ou du miel, quand il voudra l'administrer à un enfant. Et pour la prescription, il est préférable de se garder de tout mélange, la trituration à elle seule pouvant faire apparaître un certain degré d'amertume.

Le sirop de quinquina a été supprimé; le praticien en sera quitte pour formuler l'extrait à dose convenable dans un sirop correctif. Il se trouvera d'ailleurs en face de préparations galéniques plus riches, sauf une exception, que celles de l'édition IV. L'écorce de quinquina devait, jusqu'à présent, renfermer 5 % d'alcaloïdes; la nouvelle pharmacopée exige 6,5 %. Il s'en suit dans la teneur de nos préparations galéniques les modifications suivantes :

	Teneur en alcaloïdes :	
	Ph. helv. III	*Ph. helv. IV*
Ecorce de quinquina	5 %	6,5 %
Extrait fluide de quinquina	3,5 %	6 %
Extrait sec de quinquina	12 %	12 %
Teinture de quinquina (1 : 5)	non indiquée ; ne pouvait dépasser 1 %	1,3 %
Teinture de quinquina composée	id. ; ne pouvait dépasser 0,5 %	0,65 %

Fabriqué avec l'extrait fluide, le vin de quinquina actuel est beaucoup plus actif que l'ancien ; ceci non seulement en raison de la richesse presque double de l'extrait nouveau, mais encore parce que le vin en contient trois parties pour cent, au lieu de deux. L'ancien vin titrait au plus 7 cg. d'alcaloïdes pour 100 g. de vin ; le nouveau en renferme 18. En outre, son goût est plus agréable, le vin de Marsala ayant été remplacé par un vin doux.

Anthelmintiques. — L'ancien extrait de fougère mâle, de consistance molle, sera dorénavant très mou, et ce sera le seul de nos extraits qui possèdera la consistance du miel frais. La teneur en principe actif (filicine brute) est fixée : elle sera de 26 à 28 %. La dose maxima *pro die* (10 g.) n'a pas été modifiée.

Une nouvelle drogue ayant des qualités anthelmintiques a été acceptée. C'est la noix d'arec, la graine d'un palmier,

Areca Catechu. Le *Semen Arecæ* est appelé, en allemand, *Betelnuss*, et cette dénomination figure dans l'Index de la pharmacopée. Ce nom nous rappelle que la noix d'arec entre dans la composition de la fameuse préparation masticatoire connue sous le nom de bétel, et dont ne savent se passer la plupart des peuplades de l'Indo-Chine et de la Malaisie. Elle s'y trouve associée d'une part aux feuilles de bétel, provenant d'un poivre, *Piper Betle L.*, d'autre part à du cachou, de la noix muscade, du camphre, etc. En Extrême-Orient, cette préparation sialalogue, stimulante, tonique, astringente, est considérée comme un véritable alexipharmaque. L'emploi de la noix d'arec en tant qu'anthelmintique chez l'homme est tombé en désuétude, bien que l'action se montre avec 4 à 6 g. de poudre fraîche ; mais les vétérinaires l'emploient chez le chien, à raison de 0,50 g. par kilo d'animal, et à la dose de 100 à 250 g. chez les chevaux et les bêtes à cornes. Le principe actif de la noix d'arec, l'arécoline, inscrite également dans la pharmacopée, sera mentionné plus bas.

Anesthésiques. — La pharmacopée distingue dorénavant entre éther et chloroforme simples, et éther et chloroforme destinés spécialement à la narcose. L'*Aether pro narcosi* et le *Chloroformium pro narcosi* doivent être d'une pureté remarquable pour satisfaire aux exigences de la nouvelle pharmacopée. En outre, ces deux anesthésiques généraux seront conservés dans des flacons de couleur foncée jaugeant 100 cc. pour le chloroforme et 250 cc. au plus pour l'éther.

Le chloroforme nous fournira l'eau chloroformée (*Aqua Chloroformii*), renfermant 5 °/oo de substance active. Ce médicament figure depuis longtemps dans le Codex français.

Le nouveau sirop d'éther renfermera, sur cent parties, deux parties d'éther et trois parties d'alcool, au lieu de quatre parties de chacune de ces deux substances. L'action et le goût de la nouvelle préparation seront donc peu changés.

L'éther camphré renfermera 10 °/o de camphre. A notre avis, on aurait mieux fait d'en porter la teneur à 20 ou 25 °/o.

Un nouvel anesthésique général nous est fourni en la personne du chlorure d'éthyle : *Aether chloratus* ou *Aethylium chloratum* (désignation brevetée : Kélène, de Κηλέω je tranquillise). Son emploi pour obtenir l'anesthésie locale étant, en outre, très répandu, les chirurgiens apprécieront cette innovation.

Dans le grand nombre d'anesthésiques locaux lancés actuellement, la Commission a choisi un corps insoluble, l'orthoforme nouveau (*Methylium aminooxybenzoicum*), et une substance soluble (1 : 30 eau), l'eucaïne B (*Trimethylbenzoxypiperidinum hydrochloricum*). Ce dernier choix ne paraît pas heureux. Comme succédanés de la cocaïne, on ne peut guère recommander actuellement que la stovaïne et la novocaïne. L'obstacle provenant de brevets surgissait sans doute ici. Le mieux, croyons-nous, eût été de s'abstenir.

Puisque nous parlons de la cocaïne, mentionnons une préparation galénique nouvelle tirée de la feuille de coca : l'extrait fluide de coca. Il devra renfermer 0,7 °/₀ d'alcaloïdes, et servira à la préparation du vin de coca. Le vin de notre édition III était le produit de la macération de feuilles de coca dans du vin de Marsala (dans les proportions de 5 : 100).

Somnifères. — La série de nos hypnotiques a été enrichie par l'admission de l'hydrate d'amylène (*Amylenum hydratum*, doses 4 et 8 g.), du paraldéhyde, dont on pourra administrer 5 et 10 g., enfin de deux corps solides : le véronal (*Acidum diæthylbarbituricum*), connu aussi sous le nom de malonal, et agissant à petites doses (1 et 2 g.), et le trional. Ce dernier, proche parent du sulfonal, figure dans notre pharmacopée sous le nom de *Diæthylsulfonmethylæthylmethanum*. Les doses maxima indiquées pour le trional sont celles du sulfonal, c'est-à-dire 2 et 4 g. Généralement on admet que le trional, un peu plus soluble que le sulfonal, agit plus promptement et à moindre dose, mais n'oublions pas que la pharmacopée a diminué de moitié les anciennes doses de sulfonal.

Opiacés. — Signalons d'abord la suppression de la graine de pavot (*Semen Papaveris*). Ces graines inoffensives, qui fournissent l'huile d'œillette, donnent de bonnes émulsions, mais rancissent facilement. Elles ne renferment pas trace d'alcaloïde toxique.

On n'en peut dire autant des têtes de pavot (*Fructus Papaveris immaturus*), dont la décoction sert trop souvent à tranquilliser les petits enfants. Après avoir subi des assauts sérieux au sein de la Commission, cette drogue a su conserver une majorité. Cependant, dans les pays où elle est en usage, elle cause chaque année l'empoisonnement de quelques bébés. La teneur en morphine de la tête de pavot est éminemment variable; de là le danger qu'elle fait courir. Elle a été classée dans les *separanda*, ce qui est un premier progrès; espérons que l'édition V la supprimera.

Le sirop de morphine renfermant 1 °/₀₀ de chlorhydrate de morphine, a été supprimé. Logiquement, le sirop de codéine aurait dû subir le même sort.

L'emplâtre d'opium, le vénérable *Emplastrum Opii, sive cephalicum*, a disparu; on croit moins, actuellement, à l'action analgésique locale, percutanée, de l'opium.

Le sirop d'opium a été modifié. Notre ancien *Sirupus Opii* renfermait 2 °/₀₀ d'extrait d'opium; son activité était donc identique à celle du sirop thébaïque et du sirop de karabé du Codex. Dorénavant, il contiendra 1 °/₀₀ d'extrait d'opium; il sera donc deux fois plus faible, mais il restera encore deux fois plus fort que le sirop diacode ou sirop d'opium faible du Codex, qui ne renferme que 0,50 g. d'extrait d'opium pour 1000 g. de sirop.

Le sulfate de morphine n'offrant pas de sérieux avantages sur le chlorhydrate, a été supprimé. Il est même permis de substituer le chlorhydrate de morphine à l'acétate, ou au sulfate, inscrit sur une ordonnance (p. 287). La pharmacopée, en retour, nous a gratifiés de deux nouvelles substances très actives: l'héroïne et la dionine.

Le chlorhydrate d'héroïne (*Morphinum diacetylatum hydrochloricum*) pourra être donné à la dose de 0,005 et 0,015 g., tandis que les doses maxima simple et *pro die* de chlorhydrate de morphine sont de 0.03 et 0,10 g. Cette grande prudence dans la posologie est absolument indiquée, l'héroïne étant une morphine « renforcée », à action très brutale sur le centre respiratoire. Par contre, les doses maxima de dionine (0,05 et 0,15 g.) nous paraissent faibles. Elles sont moitié moindres que celles admises pour la codéine, lesquelles, d'ailleurs, sont inférieures à ce qu'elles étaient dans l'Ed. III (dose maxima *pro die* 0,30 g. au lieu de 0,40 g.). Or, si la codéine et la dionine sont douées, pour l'animal de laboratoire, d'une toxicité relativement forte, ces deux substances se sont montrées très peu dangereuses en clinique humaine, et l'expérimentation elle-même fait comprendre ce fait. « La dionine n'est pas plus dangereuse que la codéine, si même elle ne l'est moins[1]. »

[1] A. Mayor. Les dérivés de la morphine utilisés en thérapeutique *Rev. méd. de la Suisse romande*. 1901-1902. et *Travaux du laboratoire de thérapeut. expériment. de Genève*. t. VI, 1903, p. 121.

Au sujet du tableau des gouttes, et pour en faire apprécier l'utilité, nous disions que, d'une pharmacopée à l'autre, le même compte-gouttes pouvait donner des résultats différents vis-à-vis d'un médicament galénique de désignation identique. Le laudanum de Sydenham est là pour le prouver. Celui de notre pharmacopée est une teinture obtenue au moyen de l'alcool dilué ; il donne 55 gouttes par gramme. Le Codex français, plus fidèle aux formules traditionnelles, a conservé au laudanum son type de vin d'opium composé, dont le gramme ne donne que 33 gouttes. Comme, en outre, 1 g. de laudanum suisse équivaut à 1 cg. de morphine, et que 1 g. de laudanum français contient 1,25 cg. de cet alcaloïde, si, se fiant à la table des gouttes de notre pharmacopée, un médecin suisse ordonnait, de l'autre côté de la frontière, 55 gouttes de laudanum, au lieu du centigramme de morphine qu'il croyait prescrire, il en ferait absorber à son malade un peu plus de deux.

Le *chanvre indien* était représenté dans notre édition III par un extrait et par une teinture. Il en est de même dans l'édition IV. L'ancien extrait (doses 0,10 et 0,50 g.) était ferme ; le nouveau (doses 0,10 et 0,30 g.) sera mou. L'ancienne teinture, au cinquième, pouvait être administrée à la dose de 1 et 5 g. ; la nouvelle sera au dixième, et pourtant les doses ont été fixées à 1 et 3 g. Quelle a été la raison de cette prudence extrême ? Si l'on tient compte de cette observation de Lewin [1], que l'herbe et l'extrait de chanvre indien deviennent inactifs à la longue, on aurait dû ajouter aux articles *Herba Cannabis indicæ* et *Extractum Cannabis indicæ*, la mention : à renouveler chaque année, ou tous les deux ans.

Solanées vireuses. — Nous constatons d'abord la suppression de la feuille de tabac, dont les infusions sont de moins en moins employées. La douce-amère (*Caulis* ou *Stipites Dulcamarae*), qu'on employait jadis comme diurétique, et qui entrait aussi dans le fameux thé antituberculeux (avec le lichen d'Islande, le chardon bénit et la petite centaurée), a été rayée de même.

La scopolamine *(Scopolaminum hydrobromicum)* remplace avantageusement l'hyoscine de l'édition III. L'on admet volontiers aujourd'hui qu'hyoscine et scopolamine ne sont qu'une

[1] Lewin. Die Nebenwirkungen der Arzneimittel. Edit. III, 1899, p. 149.

seule et même substance, mais pratiquement, sous le nom de scopolamine, on comprend un corps chimiquement pur et bien défini, principe actif de divers *Scopolia*, et qu'il est facile d'isoler à l'état de pureté. L'hyoscine, par contre, était considérée comme étant l'un des principes actifs de la jusquiame. Les recherches modernes, comme nous venons de le dire, sont unanimes à proclamer l'identité de ces deux alcaloïdes, mais des difficultés techniques s'opposant à la préparation d'une hyoscine chimiquement pure, les hyoscines du commerce varient énormément d'activité, et, par conséquent, de toxicité.

Les préparations galéniques des solanées vireuses ont été remaniées de fond en comble. Ces corps étant très actifs et très employés en médecine courante, nous entrons, à leur sujet, dans quelques détails.

La pharmacopée, édition III, admettait :

L'extrait de belladone sec (duplex)	aux doses de	0,025 et 0,075 g.
L'extrait fluide de belladone	» » »	0,05 et 0,15 g.

Ces deux extraits étaient préparés avec la *racine* de belladone.

La nouvelle pharmacopée ne contient plus qu'*un seul* extrait de belladone ; celui-ci, conformément à la P. I., sera *ferme*, préparé avec la *feuille* de belladone, et contiendra 1,5 °/₀ d'alcaloïdes, mais les doses auxquelles on est autorisé à l'administrer restent celles de l'ancien extrait fluide.

La pharmacopée, édition III, n'indiquait pas la teneur en alcaloïdes de la racine de belladone : la quatrième édition la fixe à 0,4 °/₀. L'extrait fluide, de par sa définition, renfermait donc tout au plus 0,4 °/₀ d'alcaloïdes, et l'ancien extrait sec *(duplex)*, 0,8 °/₀ au maximum. En comparant ces chiffres nous arrivons à établir le tableau suivant :

	Teneur en alcaloïdes	Doses maxima simple	Doses maxima pro die
Ancien extrait sec *(duplex)* de belladone	0,8 °/₀	0,025 g.	0,075 g.
Ancien extrait fluide de belladone	0,4 °/₀	0,05 g.	0,15 g.
Nouvel extrait ferme de belladone	1,5 °/₀	0,05 g.	0,15 g.

Un extrait presque quatre fois plus riche en alcaloïdes que notre ancien extrait fluide, peut donc être prescrit aux mêmes doses que lui. Est-ce inadvertance ? En tout cas il n'en résultera rien de fâcheux comme nous allons le voir.

Admettons un instant que les divers alcaloïdes contenus dans ces extraits soient d'activité au moins égale à celle de l'alcaloïde principal de la belladone, l'atropine. Celle-ci, sous forme de sulfate, est tolérée, par la pharmacopée, à la dose de 0,001 et 0.003 g. Or les doses maxima permises pour notre nouvel extrait représentent, en alcaloïdes :

0,05 g. (dose simple) = 0,00075 g.,
0,15 g. (dose *pro die*) = 0,00225 g.

Il en résulte qu'elles équivalent à peu de chose près aux activités pharmacodynamiques que nous sommes autorisés à utiliser sous forme de sulfate d'atropine. D'ailleurs une comparaison avec les habitudes de nos voisins va confirmer cette découverte encourageante.

Les formulaires de thérapeutique et de pharmacologie, en usage en France, admettent généralement que les deux extraits de belladone du Codex ont une teneur en principes actifs assez élevée et assez constante; celle de l'extrait *mou* (de feuille) serait de 2,2 %; celle de l'extrait *ferme* (de racine) serait de 2,7 %. Les deux extraits français sont donc une fois et demie, ou presque deux fois, plus actifs que notre nouvel extrait ferme; ils étaient cinq à sept fois plus actifs que notre ancien extrait fluide; et pourtant, en France, on a prescrit et l'on prescrit encore l'extrait de belladone mou aux mêmes doses auxquelles nous étions autorisés à administrer notre extrait fluide. Il en faut conclure que ce dernier était, aux doses permises, une préparation d'activité modeste, mais les praticiens qui s'étaient accoutumés à son maniement, et qui, en certaines circonstances, aiment à recourir aux faibles doses de belladone, feront bien de se rappeler qu'ils ont aujourd'hui entre les mains une préparation près de quatre fois plus énergique.

La teinture de belladone n'est point modifiée; le type en a été adopté par la P. I. Elle renfermera 0,035 % d'alcaloïdes, ce qui fait qu'elle sera environ quarante fois moins active que l'extrait ferme. Et pourtant les doses ne sont que vingt fois plus élevées que celles de l'extrait, ce qui les laisse bien au-dessous des doses permises d'atropine.

Dans la confection de l'emplâtre de belladone, on a tenu compte de la différence entre l'ancien et le nouvel extrait; en effet, la pharmacopée, édition III. prescrivait 30 g. d'extrait fluide de belladone pour la confection de 100 g. d'emplâtre;

la pharmacopée, édition IV, ne fait entrer que 10 g. du nouvel extrait dans la même masse d'emplâtre ; le nouvel *Emplastrum belladonnae* n'en sera pas moins un peu plus riche en alcaloïdes que l'ancien.

Les préparations tirées de la jusquiame et de la stramoine donnent lieu à des remarques analogues à celles que nous venons de faire au sujet de la belladone. La pharmacopée, édition III, indiquait :

	Doses maxima	
	simple	*pro die*
Extrait de jusquiame sec (*duplex*)....	0,05 g.	0,15 g.
Extrait fluide de jusquiame	0,10 g.	0,30 g.

Ces extraits, comme le nouvel extrait ferme, qui les a remplacés, étaient préparés au moyen de feuilles de jusquiame, laquelle doit contenir, d'après la nouvelle pharmacopée, 0,1 % d'alcaloïdes au moins. Le tableau suivant donne la comparaison de l'extrait nouveau avec les anciens :

		Doses maxima	
	Teneur en alcaloïdes	simple	*pro die*
Ancien extrait sec de jusquiame (*duplex*).....................	0,2 %	0,05 g.	0,15 g.
Ancien extrait fluide de jusquiame	0,1 %	0,10 g.	0,30 g.
Nouvel extrait ferme de jusquiame	0,3 %	0,10 g.	0,30 g.

Ici, comme pour l'extrait de belladone, le nouvel extrait ferme, adopté par la P. I., quoique trois fois plus actif que l'ancien extrait fluide, conserve les mêmes doses maxima. Mais si nous appliquons encore le calcul comparatif que nous avons établi pour la belladone, nous découvrons que, comptées en atropine, les doses de notre extrait ancien étaient trop modérées. Les pilules de Meglin ou pilules de jusquiame composées, d'ailleurs supprimées dans la nouvelle pharmacopée, renfermaient chacune 0,05 g. d'extrait fluide de jusquiame, soit la moitié de la dose maxima. Or sans aucun inconvénient on dépassait facilement le nombre de six pilules par jour.

La stramoine joue un rôle beaucoup amoindri dans la nouvelle pharmacopée. L'édition III mentionnait un extrait fluide et un extrait sec *(duplex)* de stramoine. Tous deux ont été supprimés ; la quatrième édition renferme par contre une teinture de stramoine au dixième, faite, comme les anciens extraits, avec la semence. Cette dernière doit renfermer 0,3 % d'acaloïdes, ce qui nous donne le tableau comparatif suivant :

	Teneur en alcaloïdes	Doses maxima simple	Doses maxima pro die
Ancien extrait sec (*duplex*) de stramoine	0,6 %	0,025 g.	0,075 g.
Ancien extrait fluide de stramoine	0,3 %	0,05 g.	0,15 g.
Nouvelle teinture de stramoine (1 : 10)	0,03 %	1,0 g.	3,0 g.

Ici encore nous sommes en présence d'une augmentation des doses maxima : la teinture, dix fois plus pauvre en principes actifs que l'ancien extrait fluide, peut être administrée à dose vingt fois plus forte.

Nous devons être attentifs à cette suppression des extraits de stramoine sans que cependant il en puisse résulter d'accidents, croyons-nous. Dans notre pays frontière, s'il nous arrivait d'en prescrire par erreur, le pharmacien pourrait fort bien supposer, il est vrai, que nous entendons les préparations du Codex. Celles-ci sont aux nombre de deux : l'extrait (mou) de feuilles de stramoine, renfermant 0,6 à 0,8 % d'alcaloïdes, et l'extrait (ferme) de semence de stramoine, renfermant 1,65 à 2,57 % d'alcaloïdes. Le premier est à peu près de la même force que notre ancien extrait sec *(duplex)*, tandis que le second est cinq à huit fois plus riche en alcaloïdes que notre ancien extrait fluide. Mais encore ici, comme pour les préparations de belladone, l'usage en France est de prescrire ces extraits aux mêmes doses où nous utilisions nos anciens extraits de stramoine, cela sans qu'on y ait reconnu d'inconvénients.

En Suisse nous avons conservé, dans la pharmacopée, la feuille de stramoine, non qu'on en tire aucune préparation galénique, mais à raison de ce qu'elle peut être prescrite pour la constitution de certains mélanges antiasthmatiques (cigarettes, poudres).

La prescription générale réglant la confection des pommades narcotiques, a été changée. De 20 % l'on a abaissé à 10 % la quantité d'extrait narcotique nécessaire pour la préparation de 100 parties d'onguent. On a donc, comme pour l'emplâtre de belladone, tenu compte de la plus grande activité des deux nouveaux extraits, celui de jusquiame et celui de belladone. Mais ces deux extraits étant trois et quatre fois plus forts que les anciens extraits fluides, nos pommades actuelles à 10 °/₀ restent plus riches en alcaloïdes que les anciennes.

Nous venons de voir que les deux nouveaux extraits de belladone et de jusquiame seront de consistance *ferme*. Ce seront les deux seuls extraits fermes de la pharmacopée. La précédente édition en comptait six : les extraits de chanvre indien, de cascarille, de malate de fer, de boucage, de scille, de valériane. Parmi ces six extraits, ceux de boucage et de scille ont été supprimés, les autres seront dorénavant remplacés par des extraits mous.

Bromures. — A noter ici l'introduction du méthane tribromé ou bromoforme, acquisition précieuse, pour la médecine infantile particulièrement. Les doses maxima en sont fixées à 0,50 g. *pro dosi*, et à 1,50 g. *pro die*. D'après le tableau des gouttes (p. 564) 0,50 g. de bromoforme correspond à 20 $^1/_2$ gouttes, 1,50 g. de bromoforme à 61 $^1/_2$ gouttes. Aux doses relatives permises par leur âge, les enfants auxquels on administre le bromoforme au cours d'une coqueluche, ne courront donc aucuns risques d'affaiblissement du cœur.

Antispasmodiques. — Dans ce groupe nous constatons la disparition du valérianate d'ammonium et du valérianate de zinc. Le valérianate d'ammonium liquide ou solution de Pierlot, par contre, a été conservé. Nous avons déjà mentionné la suppression des pilules de Meglin, et la consistance molle du nouvel extrait de valériane.

La suppression de l'eau de tilleul concentrée n'est qu'apparente. Si l'article spécial consacré à cet hydrolat a été supprimé, l'édition IV contient un article général : *Aquae destillatae concentratae*, où figure l'eau de tilleul.

Nous avions, jusqu'alors, deux préparations renfermant de l'acide cyanhydrique : l'eau d'amande et l'eau de laurier-cerise. La teneur en CNH des deux hydrolats était de 1 °/₀₀. La Conférence de Bruxelles n'a conservé que l'eau de laurier-cerise; la Commission de la pharmacopée l'a imitée, supprimant ainsi un double emploi. Rappelons que l'eau distillée de laurier-cerise du Codex français est moitié moins forte ($^1/_2$ °/₀₀ d'acide cyanhydrique). Les doses d'eau de laurier-cerise ont été un peu modifiées. Anciennement on admettait comme dose maxima *pro die* 8 g.; actuellement l'on ne doit pas dépasser 6 g. N'a-t-on pas poussé la prudence un peu loin ?

La suppression de l'eau d'amande a entraîné sa disparition dans le looch blanc huileux, où elle entrait à raison de une partie pour cent, quantité bien modeste, mais qui rappelait le temps où le looch était fabriqué avec des amandes, et où il avait encore quelque action sur la toux. Comme compensation l'acide cyanhydrique se trouvera dans un sirop nouvellement introduit, le sirop d'amande ou sirop d'orgeat. Celui-ci sera confectionné avec 140 g. d'amandes douces et 40 g. d'amandes amères pour 1000 g. de sirop. La quantité de CNH contenu dans ce sirop, n'est pas déterminée; elle ne pourra être constante, mais ne sera pas négligeable. Sept à dix amandes amères ont amené la mort d'un enfant de trois ans; quarante à soixante peuvent tuer un adulte [1]. Que l'on se rassure néanmoins en réfléchissant qu'on ne boit guère un sirop au litre. Ce nouveau sirop préparé à la façon de l'orgeat de nos mères, nous consolera aisément de la perte d'un sirop peu employé, le *Sirupus hollandicus* ou mélasse, que la pharmacopée, édition IV, a supprimé.

Antipyrétiques. — Les antipyrétiques-analgésiques n'ont pas augmenté beaucoup de nombre. La nouvelle pharmacopée a adopté la migrainine, sous le nom de citrate d'antipyrine et de caféine. Sans qu'il s'agisse ici d'un sel bien défini, il y a plus, aussi, qu'un simple mélange. Car en mélangeant 9 parties d'antipyrine, 9 parties de caféine, et 1 partie d'acide citrique, on obtient une poudre qui, à la longue, tombe spontanément en déliquescence ; par contre, préparée comme l'indique la pharmacopée, la migrainine doit être stable.

La lactophénine *(Phenetidinum lactylatum)* est trop proche parente de la phénacétine pour ne pas être d'action identique. Elle est plus soluble, mais dans des proportions qui ne modifient pas le mode d'administration du médicament (1 : 330 au lieu de 1 : 1400 eau froide), puis elle est au moins dix fois plus chère. Son introduction paraît donc inutile.

Les doses maxima d'antifébrine et d'antipyrine ont été fortement diminuées (voir, à la fin du présent article, le tableau I.)

Strychnine. — Le sulfate de strychnine, efflorescent à l'air, a été supprimé, avec d'autant plus de raison qu'il a donné lieu, dans l'exécution d'ordonnances, à des erreurs par confusion

[1] Kobert. Lehrbuch der Intoxikationen. édition II, 1906, t. II, p. 838.

avec le sulfate de quinine. La pharmacopée n'a gardé que le nitrate, un peu moins soluble, mais dont les cristaux sont plus stables.

L'extrait de noix vomique, renfermera dorénavant 16 °/₀ d'alcaloïdes; il est sec comme son prédécesseur, dont la teneur en substance active était presque semblable (15 °/₀). La dose maxima *pro die* a été abaissée En effet, les doses indiquées pour le nouvel extrait de noix vomique sont de 0,05 et 0,10 g. (= 0,008 et 0,016 g. d'alcaloïdes); pour l'extrait de l'édition III, elles étaient de 0,05 et 0,15 g. (= 0,0075 et 0,0225 g. d'alcaloïdes).

Le nitrate de stychnine peut, selon les deux éditions de la pharmacopée, être donné à dose de 0,01 et 0,02 g., chiffres assez corrélatifs à ceux indiqués pour l'extrait.

Mais en ce qui regarde la poudre, nous constatons une étrange anomalie: La poudre de noix vomique doit renfermer, selon la P. I., 2,5 °/₀ d'alcaloïdes. Dans la nouvelle comme dans l'ancienne édition de notre pharmacopée, les doses qu'on en peut administrer, sont de 0,10 g. *pro dosi*, et de 0,20 g. *pro die*, ce qui correspond à 0,0025 et 0,005 g. d'alcaloïdes, soit *le tiers* de la dose de strychnine permise.

La pharmacopée britannique admet 0,25 g. comme dose maxima simple de poudre de noix vomique, ce qui répond à peu près, en alcaloïdes, aux doses permises pour notre extrait. Or, si les effets d'un médicament, administré sous forme de poudre, diffèrent de ceux qu'on obtient en utilisant l'extrait, ce ne peut être que par leur moindre intensité, l'extrait pouvant mettre plus aisément ses alcaloïdes en liberté.

Aconit, Ciguë, Colchique, Vératre. — Dans ce groupe, pnous n'avons à constater que des disparitions. Toutes les préparations de ciguë (*Conium maculatum*): l'extrait sec double, l'extrait fluide, l'emplâtre de ciguë et la drogue même, le fruit de ciguë, ont été impitoyablement rayées. Des lettres de noblesse datant de Dioscoride, de Pline et de Celse n'ont pu sauver le Κώνειον, le Κικοῦτα de Pline. Cette rigueur contraste avec l'indulgence dont jouissent le rhizome et la teinture de gelsémium, qui nous sont conservés malgré l'incertitude de leurs effets et les difficultés de leur maniement. De cette indulgence, la vératrine a bénéficié, elle aussi.

L'aconit n'est plus représenté que par une seule préparation déterminée par la P. I. C'est la teinture faite au moyen de la racine (actuellement tubercule) d'aconit, et qui renferme 0,05 °/₀ d'alcaloïdes. Les doses maxima ont été augmentées et portées de 0,25 et 1 g. à 0,50 et 1,50 g.

La feuille d'aconit et les deux extraits, le sec *(duplex)* et le fluide, ont été supprimés, de même que l'alcoolature d'aconit (*Tinctura aconiti herbæ recentis*).

La nouvelle pharmacopée nous a débarrassés du vin de colchique. Cette suppression avait été décidée en raison de ce qu'il semblait défectueux de donner la forme de vin médicinal à un médicament héroïque. C'est un principe qui fut adopté, d'autre part, par la Conférence de Bruxelles. D'ailleurs, ce vin se donnait aux mêmes doses que la teinture : 1 g. pour la dose simple et 3 g. *pro die*. Ces doses n'ont pas varié. car la teinture actuelle de colchique (P. I.) est au dixième, comme l'ancienne. L'extrait fluide de colchique a été supprimé.

Balsamiques. — Ici les gains et les pertes se balancent à peu près. L'emplâtre résineux, l'extrait fluide d'eucalyptus et le sirop de térébenthine ont été rayés ; la térébenthine de Bordeaux (*Terebinthina, s. T. gallica*), l'onguent de styrax et l'eucalyptol ont été introduits. Il faut toutefois reconnaître que le sirop de térébenthine était la seule forme qui permît l'administration de la térébenthine aux enfants.

La pharmacopée. édition III. indiquait un électuaire de copahu où la proportion de baume de copahu était beaucoup trop forte par rapport à celle de la poudre de cubèbe (parties égales). L'on perdait ainsi le bénéfice de l'action eupeptique de cette dernière. Au lieu d'améliorer la prescription, la Commission a préféré la supprimer. Il n'y a qu'à l'en louer : d'une façon générale, le médecin doit être poussé à *individualiser* sa thérapeutique plutôt qu'à la schématiser.

Médicaments cardio-vasculaires. — Des changements importants ont été apportés dans ce groupe. Notons d'abord une nouveauté, la feuille d'adonis et sa teinture. Ce vieux remède populaire russe est un véritable succédané de la digitale. La teinture, au cinquième, quoique moins active que celle de strophantus, est pourtant suffisamment énergique pour qu'on la manie avec une certaine prudence. La pharmacopée ne fixe cependant de doses maxima ni pour la feuille, ni pour la teinture d'adonis. Elle ne les met pas non plus dans les *separanda*, et elle n'ajoute donc pas à la fin des articles respectifs : à conserver avec prudence. Dans les formulaires on indique comme dose *pro die*, chez l'adulte, quatre à huit grammes.

Le muguet, antihydropique populaire de longue date en Russie avait donné, à la pharmacopée, édition III, un extrait fluide dont les doses maxima étaient de 0,10 et 0,20 g. La quatrième édition a supprimé l'*Extractum Convallariæ fluidum*; par contre, elle a adopté une teinture de muguet, au cinquième, sans indication de dose. La teinture contenant, de par le mode de sa préparation, cinq fois moins de principes actifs que l'ancien extrait fluide, on pourrait la donner à dose quintuple de celle de l'extrait fluide. Ce raisonnement nous amènerait à adopter les doses de 0,50 et 1 g., indication identique à celle que nous trouvons dans les formulaires.

Comme préparation de digitale nous possédions, dans notre édition III, un extrait double sec et un extrait fluide ; tous deux ont été supprimés. Nous disposons encore de la feuille de digitale et de la teinture (P. I.) ; il y a été ajouté la digitoxine. En raison du fait que le terme digitaline désigne des corps très différents les uns des autres, la Commission a dû adopter celui de digitoxine, sur lequel tout le monde s'entend. Cependant, il y a là une sorte de consécration, très involontaire, d'une erreur en matière de terminologie. Quoique l'article *Digitoxinum* soit très court et peu détaillé, il paraît pourtant désigner un corps correspondant à la digitaline cristallisée du Codex français, qui n'est autre que la digitaline cristallisée chloroformique de Nativelle. Si cette dernière n'a pas toujours été identique à elle-même, si des procédés techniques améliorés ont permis de la fournir à l'état plus pur. il n'y a rien là qui lui soit particulier. Tous les alcaloïdes et tous les glycosides que nous utilisons en médecine ont subi cette sorte d'évolution. Ce qui explique la dénonomination nouvelle imposée par Schmiedeberg à la substance qu'il avait isolée des digitalines du commerce, c'est que cet auteur [1] n'admettait pas le caractère glycosidique de sa digitoxine. Mais Kiliani [2] nous a fourni la preuve de la constitution glycosidique de cette digitoxine de Schmiedeberg ; et il admet la grande parenté, sinon l'identité, de la digitoxine et de la digitaline cristallisée chloroformique de Nativelle Aucun alcaloïde, répétons-le, pas un seul glycoside, ne porterait son nom

[1] O. Schmiedeberg. Grundriss der Pharmacologie. 1902, p. 226.
[2] In Hager. Handbuch des pharmakol. Praxis, 1902, tome I, p. 1031.

primitif, si chaque chimiste ayant trouvé un procédé perfectionné pour l'isoler à l'état plus pur, l'avait du même coup débaptisé.

Les doses indiquées pour notre digitoxine correspondent d'ailleurs aux doses auxquelles les Français prescrivent leur digitaline cristallisée. La digitoxine étant presque insoluble dans l'eau, il n'est peut-être pas sans intérêt de rappeler la formule du Codex, laquelle permet d'obtenir une solution au millième parfaitement stable. Le « soluté officinal de digitaline cristallisée au millième » se prépare de la manière suivante :

Digitaline cristallisée		1 gramme
Glycérine D = 1.250		333 cc
Eau		146 cc
Alcool à 95°	q. s. pour faire	1000 cc

Cinquante gouttes, comptées au compte-gouttes normal (notre compte-gouttes officinal P. I.), pèsent un gramme et renferment un milligramme de digitaline cristallisée.

Cette solution peut être obtenue avec notre nouvelle digitoxine et représente bien le moyen le plus pratique de l'administrer.

Le chlorure de baryum, cardiotonique peut-être un peu trop vanté, quoique très à la mode en ce moment, a figuré dans une ancienne pharmacopée germanique, avec l'indication de 0,12 g. comme dose maxima. Actuellement on ne trouve, dans la pharmacopée germanique, édition IV, et dans notre nouvelle pharmacopée, que la mention : à conserver avec prudence, et l'inscription dans la liste des *separanda*. Laconiquement, le Codex termine l'article relatif au chlorure de baryum par le mot : toxique. Il ne faut pas oublier, en effet, que le baryum est de beaucoup le métal le plus toxique parmi les alcalins et les alcalino-terreux [1], et que les accidents qu'il a produits, ne se comptent plus. La barutine [2], sel double de baryum et de théobromine, ou, plus exactement, combinaison de théobromine-baryum et de salicylate de soude, n'a pas encore été expérimentée suffisamment pour qu'on puisse l'apprécier à sa juste valeur. En somme

[1] P. Binet. Recherches comparatives sur l'action physiol. des métaux alcalins et alcalino-terreux. *Rev. méd. de la Suisse rom.*, 1892, p. 537

[2] Bibergeil. Experimentelle Untersuchungen über das Barutin, ein neues Diureticum. *Deutsche med. Woch.*, 1905, n° 15. p. 584. — Brat. Zur Wirkung des Chlorbaryums und Barutins. *Berl. klin. Woch.*, 1905. n° 38. p. 1220.

l'expérimentation, comme la toxologie, semble conseiller aux médecins de préférer, en tant que tonicardiaques, les sels de potassium à ceux de baryum, et de se familiariser de nouveau avec le maniement du bon vieux sel de nitre.

Les médicaments cardio-vasculaires de la série caféique ont été augmentés par l'admission de la noix de kola (*Semen Colæ*) et de l'extrait fluide de kola, dont la teneur en alcaloïdes (caféine et théobromine), a été fixé à 1,5 %. Le vin de kola, un vin du Midi sec additionné de 5 % d'extrait fluide de kola, permettra au praticien de recourir à cette préparation sans avoir besoin de s'adresser à quelque spécialité dispendieuse.

Le nitrite de soude, *Natrium nitrosum* (doses 0,10 et 0,30 g.), puissant hypotenseur-vasodilatateur, se range à côté du nitrite d'amyle. On peut n'être pas fixé sur la persistance de l'action vaso-dilatatrice des nitrites et, par conséquent, sur les services qu'on en peut attendre en dehors du soulagement immédiat de la crise angineuse, que seul le nitrite d'amyle volatil est capable de produire. Mais s'il était logique, dans l'état actuel de la science, de fournir au médecin un nitrite fixe, n'aurait-il pas été bien d'adopter, à côté du sel de soude, une autre préparation très usitée et plus stable, la trinitrine ou nitroglycérine, dont la solution alcoolique au centième est couramment employée ? La trinitrine, comme le tétranitrate d'érythrol (ou tétranitrol de Huchard), peut se conserver sous forme de pastilles, avantage que n'offre pas le nitrite de soude.

Les vasoconstricteurs ont augmenté de nombre par le fait de l'adoption de l'*Hamamelis virginica*, feuille et extrait fluide. Ce remède nous vient d'Amérique où, sous le nom de noisetier des sorciers (*witch-hazel*), il est des plus répandus. La pharmacopée n'indique aucune dose maxima. En effet, cet extrait fluide n'est pas très inquiétant ; on a pu l'administrer sans inconvénient à la dose de deux à trois cuillerées à thé par jour. La spécialité américaine qui, sous le nom de hazeline, a pénétré sur notre continent, n'est point, comme la désinence pourrait le suggérer, un alcaloïde retiré de la plante. C'est un mélange d'alcoolat de racine très concentré et d'extrait fluide d'hamamélis

Nos possédions la racine d'*Hydrastis canadensis* et son extrait fluide ; la pharmacopée, édition IV, a fixé leur teneur en hydrastine à 2 %. Elle nous a dotés en même temps du chlorhydrate d'hydrastinine. Rappelons qu'il existe une parenté chimique étroite entre l'hydrastinine et un autre vasoconstricteur, la cotarnine, dont les sels ont reçu les noms suggestifs de stypticine et de styptol. Si l'hydrastine de la racine d'hydrastis est une combinaison d'hydrastinine et d'acide opianique, la narcotine contenue dans l'opium, est une combinaison de cotarnine avec l'acide opianique.

Le chlorhydrate d'hydrastinine (doses 0,03 et 0,10 g.) a le grand avantage de pouvoir être employé en injections hypodermiques. Entre les mains de Falk[1], ces injections ont donné d'excellents résultats en cas de métrorrhagies profuses. Les solutions à 5 ou 10 °/₀ seraient très bien supportées, beaucoup mieux que l'ergotine. Falk injectait 0,05 à 0,10 g. de chlorhydrate d'hydrastinine ; il a pu pousser jusqu'à la dose de 0,15 g. sans constater d'inconvénients, mais aussi sans avantages notables.

Un bouleversement complet a été opéré dans le compartiment des préparations de seigle ergoté. Celles de notre troisième édition étaient les suivantes :

Ergot de seigle, doses maxima 1 et 5 g.,
dose maxima *pro die ad infusum* 10 g.,
Extrait d'ergot de seigle, doses maxima 0.1 et 0.5 g.,
Extractum secalis cornuti solutum (ad usum subcutaneum),
doses maxima 0,5 et 2,0 g.,
Teinture d'ergot de seigle (1 : 10), doses maxima 5 et 20 g.

A la suite des décisions de la Conférence de Bruxelles, toutes ces préparations galéniques ont été abandonnées. On n'a gardé que la substance mère. sans indication de dose maxima, mais avec la mention très précieuse : l'ergot de seigle doit être renouvelé chaque année. Cela évitera la présence dans les officines. d'ergot de seigle devenu, par vétusté, absolument inactif.

Nous aurons deux nouveaux extraits, conformes à la P. I., mais sans indication de doses maxima. Ce seront : l'extrait mou et l'extrait fluide. Le nouvel extrait est donc mou, comme l'ancien, mais c'est un extrait *aqueux* et non plus, comme celui de la troisième édition, un extrait hydralcoolique. Il se rapproche donc, par son mode de préparation, de l'extrait de seigle ergoté du Codex ou de l'ergotine de Bonjean, extrait aqueux aussi, et repris par l'alcool pour le débarrasser de substances résineuses acres (peut-être les plus actives !). L'extrait

[1] FALK. Ueber Hydrastinin und dessen Anwendung bei Uterusblutungen. *Therap. Monatsh.*, t. IV, janvier 1890, p. 19.

de seigle érgoté de la pharmacopée germanique est analogue. Or, on reproche à tous les extraits aqueux de seigle ergoté de renfermer peu d'ergotinine (ou cornutine), et d'être peu actifs. C'est là sans doute l'explication du fait suivant. L'extrait du Codex correspond à environ sept parties d'ergot ; la dose à laquelle il s'administre varie, d'après les formulaires, de 0,50 et 4 g., mais on peut parfaitement donner l'ergotine de Bonjean aux mêmes doses que la poudre d'ergot, malgré que, théoriquement, un gramme d'ergotine représente la substance active de sept grammes d'ergot de seigle. Si l'activité de l'extrait aqueux français n'est pas supérieure à celle de la poudre, il semble en être de même pour l'extrait ergoté allemand, extrait aqueux qui correspond à cinq et demie ou six parties d'ergot. Les doses usitées en Allemagne (la pharmacopée germanique, édition IV, n'indique pas de doses maxima) varient de 0,2 à 2 gr., plusieurs fois par jour [1].

Notre nouvel extrait mou sera-t-il très actif ? Quel rapport y a-t-il entre son activité et celle de l'ancien ? Cette question reste entière.

Notre ancien extrait mou, hydralcoolique, était censé agir huit fois plus puissamment que le seigle même ; les doses maxima indiquées ont été même dix fois plus faibles que celles de la substance mère. Ces calculs se sont-ils vérifiés dans la pratique ? Il est difficile de le dire.

Le nouvel extrait fluide ressemble à l'ergotine d'Yvon, extrait fluide aussi et dont la préparation est un peu spéciale. Yvon traite le seigle ergoté dégraissé par une solution étendue d'acide tartrique, puis, après concentration suffisante, il ajoute de l'eau de laurier-cerise. L'extrait fluide suisse (P. I.) sera fait au moyen d'une solution hydralcoolique d'acide acétique.

Nous avons fait, dans notre laboratoire, un certain nombre d'expériences pour déterminer le rapport entre la toxicité brute de l'un et de l'autre des nouveaux extraits de seigle ergoté. Les résultats sont les suivants : la dose mortelle injectée sous la peau, pour 1 kg. de cobaye, est de 12 g. environ d'extrait fluide d'ergot de seigle (débarrassé de son alcool), et de 3 $^1/_2$ g. environ d'extrait mou d'ergot de seigle. Donc ce dernier est environ 3 $^1/_2$ fois plus toxique. En sera-t-il de même en clinique ? Rien ne permet de l'affirmer, puisque l'intoxication mortelle est le

[1] HAGER, *loc. cit.*, t. II, p. 876.

résultat d'une action complexe exercée par des corps divers, lesquels peuvent fort bien, d'un extrait à l'autre, n'être pas identiques dans leur qualité ni dans leurs proportions. Mais jusqu'à plus ample informé, puisque, par définition, l'extrait fluide peut être employé à doses égales à celles de la poudre, l'on peut conseiller d'utiliser l'extrait mou à dose quatre fois moindre. Ajoutons que les injections d'extrait mou de seigle ergoté au cinquième (solution aqueuse), et celles de l'extrait fluide intact ou débarrassé, par léger chauffage, de son alcool et ramené à son volume primitif par addition d'eau, sont irritantes et douloureuses pour l'animal. Celui-ci crie, s'agite longuement, et nous avons toujours constaté, au point où nous avions fait l'injection, une assez forte irritation ainsi que la production d'un œdème de réaction assez étendu. Nous aurons donc à faire connaissance, en clinique, avec des préparations d'ergot absolument nouvelles et sur lesquelles nous ne pourrons être édifiés qu'à la longue.

Diurétiques. — Les deux disparitions, celle du bois de genièvre et celle de l'extrait de scille, sont largement compensées par l'introduction de la théobromine. Dans notre nouvelle pharmacopée, cette dernière existe sous deux formes : d'abord comme alcaloïde (*Theobrominum*), puis comme salicylate de sodium et de théobromine sodée (*Theobromino-natrium salicylicum*). Que ce dernier soit un vrai sel, ce qui est contesté, ou un mélange, peu nous importe. Sous la forme qui lui est ainsi donnée, la théobromine, presque insoluble à l'état d'alcaloïde pur, devient soluble dans son poids d'eau. Cette solubilité a-t-elle de réels avantages ; à certains points de vue n'est-elle pas plutôt un inconvénient? Il serait trop long de le discuter ici. Rappelons seulement que ce sel double, très connu sous le nom suggestif de diurétine, doit renfermer au moins 40 % de théobromine, et qu'il est un peu moins facilement toléré par l'estomac que l'alcaloïde.

Les doses maxima de théobromine ont été fixées à 0,5 g. pour la dose simple et à 3 g. par jour. La diurétine pourra être donnée à raison de 1 et 6 g. Cette posologie prête à la critique. Il est parfaitement raisonnable de limiter, en imitant la pharmacopée germanique, les doses maxima de diurétine à 1 et 6 g. Cela équivaut à 0,40 et 2,40 g. de théobromine environ, mais le surplus est représenté, en partie, par du salicylate de soude (0,40 et 2,40 g.), dont l'action propre ne peut pas être négligée. Par contre, il nous paraît peu logique d'en inférer qu'il faille fixer les doses de théobromine à la moitié de celles de la diurétine. La clinique nous enseigne que 0.50 g. de théobromine, chez un adulte, constituent une dose simple plutôt modeste, et que la dose d'un gramme est courante, inoffensive, utile et recommandable. La théobromine française « extra-pure » appelée santhéose, n'est vendue qu'en cachets de 50 cg., car en France on estime que c'est là une dose faible, restant au-dessous de la moyenne, et nullement une dose maxima. La posologie de la théobromine est d'ailleurs subordonnée à une règle générale applicable à toute une classe de médicaments, et qui peut s'énoncer sous la forme suivante : moins un médicament est soluble, moins il a besoin d'être prescrit à dose fractionnée, car, dans certaines limites, « l'organisme se charge lui-même du fractionnement des doses[1]. » Toutes ces raisons nous inclineraient donc à admettre que la dose maxima simple de théobromine devrait être portée à un gramme.

Inutile de faire remarquer — soit dit en passant — que ce n'est certainement pas en tant que pouvant fournir de la théobromine qu'a été introduite la pâte de cacao (*Massa cacaotina*).

La formule du vin diurétique a été simplifiée ; on y a supprimé les écorces de citron et de quinquina, la feuille de mélisse et le macis. Par contre, on a porté la proportion de scille de $^{3}/_{800}$ à $^{10}/_{1000}$. Le nouveau vin diurétique, presque trois fois plus riche en scille que l'ancien, contient donc, de cette substance, six fois moins que le vin scillitique du Codex ($^{60}/_{1000}$), mais environ trois fois plus que le vin diurétique amer de la Charité, inscrit aussi dans le Codex, et infiniment plus complexe encore que notre ancienne préparation.

Révulsifs. Caustiques. — Tout en conservant l'écorce de mézéréon *(Cortex Mezerei)*, l'édition IV abandonne l'extrait fluide que l'on en retirait, et la pommade de garou *(Unguentum Mezerei)*. La troisième édition admettait, outre l'écorce de *Daphne Mezereum*, celle de *Daphne laureola* et de *Daphne Gnidium*, les vraies écorces de garou.

[1] Huchard. Traité clinique des maladies du cœur et de l'aorte. 1899. t. I, p. 501.

La poudre caustique (*Pulvis causticus*) ou poudre de Vienne, la solution de chlorure d'antimoine *(Stibium chloratum solutum)* ou beurre d'antimoine liquide, ont été supprimés.

Les crayons de nitrate d'argent contenant 5 % de nitrate d'argent *(Argentum nitricum fusum* ou *Lapis infernalis)*, ont été trouvés superflus. Ils ont été remplacés par le nitrate d'argent pur en bâtons *(Argentum nitricum)*, qui ont cependant le défaut d'être plus fragiles. On a gardé, par contre, le nitrate d'argent mitigé *(Argentum nitricum cum Kalio nitrico)*, en bâtons également.

La disparition de l'azotate de plomb ne laissera pas de lacune sensible ; ce sel n'est plus employé que pour la préparation de l'iodure de plomb. L'ancien traitement de l'ongle incarné par la poudre de nitrate de plomb, dont on saupoudrait l'ulcère, est sûrement abandonné.

Une bonne acquisition est le papier sinapisé ou papier moutarde, *Charta sinapisata.*

La cantharidine, principe actif des cantharides, a été introduite ; la poudre de cantharide en devra renfermer au moins 0,8 %.

Le collodion cantharidé sera préparé dorénavant avec de la cantharidine (1 : 250), ainsi que la pommade épispastique, qui a néanmoins gardé son vieux nom d'*Unguentum Cantharidis*.

Quant à la nouvelle pommade de cantharide pour l'usage vétérinaire, elle sera confectionnée avec la cantharide même.

La constitution intime de la cantharidine n'est pas encore absolument connue ; cette substance ne peut être rangée ni dans les alcaloïdes ni dans les glycosides. Nous savons seulement que, chauffée avec les alcalis, elle se dissout en fournissant des sels de l'acide cantharidique. L'usage du cantharidate de potassium, préconisé par Liebreich, est connu.

EMMÉNAGOGUES. — Un nouvel emménagogue, l'armoise *(Artemisia vulgaris)* introduite sous le titre : *Herba Artemisiæ,* doit probablement cet honneur à l'emploi que l'on en fait parfois sous forme de tisane pour atténuer les douleurs de la menstruation. Il est vrai qu'elle est aussi employée, en Allemagne au moins, comme condiment[1], sa saveur étant beaucoup moins

[1] HAGER. (Loc. cit., tome I, p. 410). — Losch (Kräuterbuch. Unsere Heilpflanzen in Wort und Bild. Schreiber, Esslingen et München) écrit, p. 164 : Les fleurs sèches s'emploient pour la cuisine : elles servent à farcir les jeunes oies : les toutes jeunes feuilles peuvent être mangées en guise de salade.

amère, et notablement plus aromatique, que celle de l'absinthe.

SUDORIFIQUES. MYOTIQUES. — L'eau distillée concentrée de sureau, décrite dans un article spécial dans la dernière édition de la pharmacopée, a été englobée actuellement dans l'article général concernant les eaux distillées concentrées.

Les *Species Lignorum* ont changé de nom : anciennement appelées espèces ligneuses, elles porteront désormais le titre d'espèces sudorifiques. La suppression, mentionnée déjà, du bois de genièvre, ramène à quatre le nombre des drogues constituantes des espèces sudorifiques : bois de gaïac, écorce de sassafras, racine de réglisse et racine de salsepareille.

Nous avons mentionné la noix d'arec parmi les antihelminthiques. La pharmacopée a adopté son principe actif, l'arécoline, sous forme de sel bromhydrique. Ce puissant myotique est en même temps un poison assez énergique (il figure sur la liste des *venena*). Et pourtant, après l'article consacré au bromure d'arécoline, nous ne trouvons que la mention : à conserver avec grande prudence. L'indication de doses maxima n'aurait pas été superflue. On ne connaît pas d'accidents mortels chez l'homme, mais n'oublions pas que 0,05 g. peuvent tuer un chien et 0,50 g. un cheval[1]. Kobert[2] déplore que la pharmacopée germanique n'ait pas édicté de doses maxima pour l'arécoline. Il estime qu'il convient de les choisir « au moins aussi faibles » que celles de la pilocarpine (0,02 et 0,04 g.).

Un seul anhydrotique, l'acide camphorique, a été adopté. C'est une bonne acquisition, car cette substance, quoique très active, est très peu toxique.

FERMENTS. — Le vin de pepsine a été rayé. Si l'utilité de la pepsine, dans certains troubles de la digestion, est indiscutable, il n'en est pas de même de son application sous forme de vin, et surtout d'un vin aussi alcoolisé que le vin de Marsala. Dorénavant, le médecin ordonnera la pepsine en poudre, l'acide chlorhydrique en gouttes, et le malade ne s'en trouvera que mieux.

L'adoption de la levure pressée (*Fœx compressa*) est une in-

[1] LEWIN. Traité de toxicologie, traduit et annoté par G. POUCHET. Paris 1903, p. 876.

[2] KOBERT. Lehrbuch der Intoxicationen, éd. II, 1906, t. 2, p. 1074.

novation. Cette levure, si préconisée dans ces dernières années contre certaines affections intestinales et leurs répercussions cutanées, ne doit être employée que fraîche. Le pharmacien sera donc tenu de s'en procurer au moment même où il devra exécuter une ordonnance. En pratique, il y aura certainement difficulté à suivre cette prescription à la lettre, mais la Commission a voulu exclure de la pharmacopée les préparations desséchées, vendues sous forme de pastilles, inertes la plupart parce que ne renfermant plus que des ferments morts[1]. Cette forme pharmaceutique n'entraîne pas toujours, ni pour toutes les variétés de ferments, la perte absolue d'activité; nous avons pu le constater nous-mêmes lors de recherches sur certaines préparations du ferment lactique. Il n'en reste pas moins qu'en pratique, les ferments figurés délivrés en pastilles perdent facilement de leur vitalité.

Vomitifs. — La troisième édition de la pharmacopée mentionnait :

l'Ipécacuanha (racine), renfermant 2,25 à 2,5 % d'émétine :

dose maxima simple 0,1 g., *pro die* 0,5 g.
ad infusum, pro die, ... 2 g.
ad usum emeticum, pro die, ... 5 g.

l'extrait fluide d'ipéca :

doses maxima : 0,05 et 0,25 g.

la teinture d'ipéca, à 1/10 :

doses maxima : 0,50 et 2,5 g.

En outre, il existait un sirop d'ipéca, fait avec 1 partie d'extrait fluide pour 99 parties de sirop-simple.

La pharmacopée, Ed. IV, a conservé tous ces médicaments. La teneur de la racine est fixée, d'après la P. I., à 2 % du mélange d'émétine et de céphaéline. L'extrait fluide en contient naturellement autant. La teinture, au dixième (P. I.), en renfermera 2 ‰. Enfin le sirop d'ipéca (P. I.) sera un mélange de 1 partie de teinture d'ipéca et de 9 parties de sirop simple. Sa richesse en alcaloïdes sera donc la même que celle de l'ancien sirop. Aucun de ces médicaments, pourtant suffisamment

[1] Strzyzowski. Zur Kenntnis einiger getrockneter medizinischer Hefepräparate. *Therap. Monatsh.*, t. XXI, avril 1907, p. 198.

héroïques pour que la Conférence de Bruxelles s'en soit occupée, ne porte désormais d'indication de doses maxima.

Remarquons la grande différence entre le sirop d'ipéca suisse (actuellement P. I.) et le sirop d'ipéca du Codex. Ce dernier contient 1 % d'extrait alcoolique d'ipéca, qui renferme en moyenne 10 % d'alcaloïdes (1 g. d'extrait correspond à environ 5 g. de poudre de racine). Donc, tandis que 20 g. de sirop suisse renferment 2 g. de teinture d'ipéca ou 0,004 d'alcaloïdes, 20 g. de sirop du Codex renferment 0,20 g. d'extrait d'ipéca, ou 0,020 d'alcaloïdes, soit cinq fois plus.

Le vin stibié reste inchangé, la pharmacopée internationale ayant adopté la teneur 4 ‰ d'émétique. Par contre, nous ne trouvons plus d'indication concernant les doses maxima ; l'édition III les fixait à 10 et 20 g.

La médication anti-vomitive a perdu l'oxalate de cérium. Le médecin s'en consolera, le cérium paraissant n'avoir réussi que dans les cas où un peu de psychothérapie aurait pu le remplacer.

La *Potio effervescens* a été de nouveau un peu modifiée, mais elle continue invariablement à porter le nom de Rivière, d'après le professeur de Montpellier, Lazare de la Rivière. La nouvelle modification améliorera le goût de cette vénérable préparation. Il suffit d'un coup d'œil jeté sur les deux formules pour s'en rendre compte :

		Ed. III		*Ed. IV*
N° I.	Acide citrique	4		3
	Sirop de citron	10		15
	Eau	86		82
N° II.	Carb. de soude	9	Bicarbon. de soude	4
	Sirop simple	10		15
	Eau	81		81

La solution II sera donc beaucoup moins alcaline et d'une saveur plus supportable, tandis que la solution I n'est que légèrement moins acide. Les deux substances étant en solution il serait avantageux, au point de vue de l'agrément du malade, d'affecter le chiffre II à la solution acide.

Expectorants. — L'extrait fluide de polygala a disparu ; le sirop sera préparé directement au moyen de la racine. Il contenait précédemment de l'extrait fluide à raison de cinq pour cent. La racine entrant dans les mêmes proportions dans le nouveau sirop, l'activité de ce médicament demeure, théoriquement, inchangée.

Une préparation bien peu employée, l'extrait de boucage (*Extractum Pimpinellæ*), a été supprimée, ce qui, soit dit incidemment, a amené une modification insignifiante dans la formule des pilules de Heim, où l'extrait dont nous parlons a été remplacé par celui de gentiane. En France, d'ailleurs, l'on emploie le boucage majeur (*Pimpinella magna*), et encore bien rarement ; il est tenu pour béchique et lithontriptique. Le petit boucage ou boucage mineur (*Pimpinella saxifraga*), utilisé particulièrement en Allemagne, n'est plus, malgré son qualificatif, employé contre la pierre, mais bien, suivant une tradition un peu vague, contre le catarrhe gastrique et l'enrouement des pharyngo-laryngites. C'est ce qui a amené, sans doute, le maintien dans notre pharmacopée de la racine et de la teinture de boucage.

Les espèces pectorales ont été revues et augmentées par l'addition d'anis, de badiane, de coquelicot, de capillaire et de thym, et par le remplacement des feuilles de mauve par la fleur de mauve.

L'extrait de réglisse purifié a été rayé ; la solution de jus de réglisse adoptée par l'édition IV, sera beaucoup plus commode à manier : elle renferme 40 % de « jus de réglisse sec ». et remplace, dans l'élixir pectoral, l'ancien suc de réglisse purifié.

La nouvelle formule intitulée *Mixtura solvens* (chlorure d'ammonium 5, solution de jus de réglisse 15, eau 180), est très analogue à l'ancienne potion dite du roi de Danemark, qui n'en diffère que par l'adjonction d'un peu de sirop de polygala et d'ammoniaque anisée.

Le sulfure de potassium, qui se donnait autrefois en pilules et en potion contre diverses affections de la gorge ou des bronches, a été détrôné par les eaux minérales sulfureuses. La pharmacopée ne le mentionne plus.

Amers. Aromatiques. — La Commission a rayé le houblon (*Strobilus Lupuli*), l'extrait de brou de noix (*Extractum Juglandis*), l'extrait de dent de lion (*Extr. Taraxaci*) et l'extrait de ményanthe (*Extr. Menyanthis s. Trifolii fibrini*), tout en conservant le lupulin (*Glandula Lupuli*), la racine de dent de lion et le trèfle de marais (*Folium Menyanthidis*).

La disparition du rhizome d'impératoire (*Peucedanum Ostruthium*) passera inaperçue. Il est bien oublié, l'excitant, carminatif, diaphorétique et sialagogue qui, au temps d'Hoffmann, était un « *remedium divinum* » ! Au commencement du XIXe siècle on l'employait encore en France pour combattre la gravelle et la lithiase vésicale. Aujourd'hui, la médecine populaire seule, et l'art vétérinaire, lui conservent un certain crédit.

L'eau distillée concentrée de sauge se retrouve dans l'article général dont nous avons parlé au sujet des eaux de tilleul et de sureau.

Deux drogues, nouvelles pour nous, mais figurant depuis longtemps dans le Codex, ont été introduites. Ce sont l'écorce de simarouba et la millefeuille (*Herba Millefolii*), l'herbe aux charpentiers du vulgaire.

Le thym (*Herba Thymi*) nous donnera dorénavant un extrait fluide. Le thymol ayant été vanté dans le traitement de certaines infections, nous avons vu apparaître, sous le nom de pertussine, un extrait de thym sucré qui est venu grossir la liste des remèdes de la coqueluche. Le médecin désireux d'étudier les effets du thym sur cette maladie, n'aura plus besoin de recourir à des spécialités.

Le sirop de menthe sera un excellent correctif, mais nous ne connaîtrons plus qu'une seule espèce de pastilles de menthe ; les pastilles anglaises, deux fois plus fortes que les ordinaires, ont été rayées.

Nous possédons une nouvelle teinture amère, la teinture de quassia. Il est regrettable que la teinture de badiane, si agréable au goût et à l'odorat, n'ait pas été adoptée.

Quelques préparations ont subi des modifications sans grand intérêt. La teinture de vanille sera deux fois plus forte (1 : 5 au lieu de 1 : 10). La poudre aromatique ne sera plus un simple mélange à parties égales de cannelle de Chine, de cardamome et de gingembre, mais à trois parties de ce mélange l'on ajoutera sept parties de sucre, ce qui diminuera son activité des deux tiers.

La teinture de fenouil composée, de la troisième édition, s'est transformée en teinture de fenouil sans autre, par la suppression de l'essence de fenouil, dont elle renfermait deux parties pour mille.

Purgatifs. — Parmi les purgatifs sucrés, on a abandonné la mannite, la casse, purgatif populaire de nos compatriotes de langue italienne, et le sirop de tamarin, d'ailleurs correctif du goût et adjuvant laxatif mieux que purgatif.

Deux purgatifs salins ont disparu : le tartrate neutre de potassium (*Kalium tartaricum*) et le borotartrate de potassium, ou crême de tartre soluble, sacrifié on ne sait trop pourquoi, puisque médecins et malades se trouvaient bien de son administration. Nous avons acquis, par contre, le phosphate de soude déshydraté et le sulfate de soude pour l'usage vétérinaire.

A l'article citrate de magnésie effervescent, il a été fait des modifications importantes, qui permettront à ce médicament de mériter dorénavant son nom. L'édition III indiquait un mode de préparation tel, qu'après formation de citrate de magnésie, il restait un petit excès d'acide citrique libre. Il eût fallu ajouter du bicarbonate de soude avant de procéder à la granulation ; on l'avait complètement oublié. La nouvelle formule, par contre, est parfaite.

A propos de ces sels, constatons que l'on écrira dorénavant : *Magnesia carbonica, citrica, usta*. Ceci pour cette raison que le carbonate de magnésie, duquel dérivent les deux autres médicaments, n'est pas un sel défini, mais que sa composition varie suivant la température à laquelle on opère au cours de sa préparation. Par contre, le sel chimiquement bien défini : sulfate de magnésium, conserve naturellement sa dénomination: *Magnesium sulfuricum*.

Le sulfate d'ammonium, le *Sal secretum Glauberi*, ancien apéritif et stimulant, laxatif à la dose de 1 et 2 g., est abandonné depuis longtemps ; sa suppression consacre un fait accompli.

Le groupe des purgatifs cholalogues anthracéniques s'est enrichi par l'introduction de l'extrait fluide de bourdaine (*Extr. Rhamni Frangulæ fluidum*), et de l'extrait fluide de rhubarbe. Le vin de rhubarbe composé, ou teinture vineuse de rhubarbe, sera un peu affaibli : il ne renfermera plus que 8 % de rhubarbe au lieu de 10 %. L'ancien vin de Marsala a été remplacé dans cette teinture vineuse par un vin doux du Midi.

Dans les drastiques hydragogues, nous constatons la disparition de la scammonée (*Scammonium*), latex gommo-résineux provenant de la racine de *Convolvulus Scammonia*. Par contre, l'on a introduit la racine elle-même (*Radix Scammoniæ*). Il en résulte un changement dans la préparation de l'eau-de-vie allemande ou teinture de jalap composée. Dans notre édition III, la formule en était :

Racine de Jalap	8
Scammonée	2
Racine de turbith	1
Alcool	96

Dans la pharmacopée édition IV, elle devient :

Tubercule de Jalap	10
Racine de Scammonée.........	10
Alcool dil. Q. S. pour obtenir 100 de teinture.	

La racine de turbith ne fait donc plus partie de cette préparation. Quelques essais, qu'au cours de la rédaction de la pharmacopée, nous avions faits à la Policlinique avec cette nouvelle teinture, nous ont laissé l'impression que la modification de formule n'entraînait pas de changement sensible dans l'action du médicament. Faisons remarquer que, en remplaçant l'alcool (Ed. III) par l'alcool *dilué*, l'Edition IV fournit une teinture de jalap composée qui, par son titre alcoolique, se rapproche de celle du Codex et lui mérite mieux que par le passé son nom d'*eau de vie* allemande.

L'extrait de coloquinte composé a été supprimé. Des pilules purgatives (*Pilulæ laxantes*) renfermant chacune 3 cg. d'aloès, de résine de jalap et de rhubarbe, ont été introduites.

L'infusion de Vienne (*Infusum Sennæ cps.*) a été améliorée par l'introduction, dans la formule, de 5 parties de fenouil sur 100 parties d'infusion. Cette addition se justifie par la propriété que possèdent les carminatifs de combattre les coliques, dans l'espèce celles que détermine volontiers le séné. Rappelons, à ce propos, que la pharmacopée anglaise ayant supprimé la poudre de fenouil dans la formule de la poudre de réglisse composée, Lauder-Brunton [1], qui mentionne le fait, ajoute : « Or, « une enquête apprit que presque personne ne voulait plus de « la poudre de réglisse composée anglaise, mais que l'on de- « mandait la préparation allemande, parce que le fenouil, con-

[1] Lauder-Brunton. Action des médicaments. Trad. française par Bouqué et Heymans. Paris, 1901, p. 375.

« tenu dans cette dernière, semblait neutraliser les coliques « produites par le séné, et rendre ainsi la poudre plus agréable « à prendre. »

Astringents. — Les feuilles de ronce (*Folium Rubi fruticosi*), dont l'infusion fournit un gargarisme apprécié et inoffensif, ont disparu. De même l'acétate de cuivre, qui fut autrefois un vomitif et qui n'était plus guère employé qu'à la confection de collyres, de collutoires, de gargarismes, de solutions pour injections urétrales ou vaginales; le sulfate de cuivre le supplée avantageusement.

Le tannate de plomb n'est employé qu'en pommade. La pharmacopée a rayé le sel même, sans supprimer pour cela la pommade (pommade contre le décubitus, antiescharotique), car ici le tannate de plomb se forme au cours de la préparation, par action de l'acide tannique sur le sous-acétate de plomb.

L'acétate de plomb du commerce ne servira que pour la confection de l'extrait de Saturne. Le vitriol bleu du commerce *(Cuprum sulfuricum crudum)* a été introduit et peut. pour l'usage externe, remplacer dans certains cas le sulfate de cuivre pur.

La solution d'acétate d'aluminium a été supprimée, mais on a gardé la solution d'acéto-tartrate d'aluminium. Cette dernière solution, à l'état très concentré et préparée d'une manière particulière, est vendue comme spécialité sous le nom d'alsol. La solution d'acéto-tartrate d'aluminium est préférable à celle d'acétate, parce que cette dernière, en s'évaporant, se décompose en grande partie et. de ce fait, devient presque inactive. L'acéto-tartrate ne présente pas cet inconvénient.

Pour l'usage vétérinaire, on a adopté l'alun brut.

Rappelons en passant que le métal bismuth est traité dans un article spécial. Il sert uniquement à la préparation du sous-nitrate de bismuth. L'azotate de bismuth, utilisé dans la confection de différents autres sels, n'est par contre pas défini.

Le tannigène (*Tanninum diacetylatum*) et le tannoforme (*Tanninum methylenatum*) sont deux substances presque insipides, et ne mettant en liberté leur acide tannique que dans l'intestin. La pratique paraît avoir démontré leurs avantages. Stokvis[1], cependant, reste sceptique : « Je ne veux pas dire du

[1] Stokvis. Leçons de pharmacothérapie. Trad. française par de Buck et de Moor, 1898, t. II, p. 321.

mal de ces nouvelles préparations, mais leur supériorité sur les astringents végétaux me semble encore toute problématique. »

Enfin remarquons que, du fait d'une modification dans sa préparation, le sirop de ratanhia est devenu moitié moins actif.

Fer. — La pharmacopée, Ed. III, contenait trente et un articles consacrés à des préparations ferrugineuses. L'édition IV n'en compte plus que trente. Elle en a supprimé quatre, mais introduit trois, qui sont : la teinture de fer aromatique, dont 5 g. représentent 1 cg. de fer, le fil fer, et le perchlorure de fer à l'état solide. Les articles supprimés sont : la poudre effervescente ferrugineuse, l'oxyde de fer, le chlorure de fer et d'ammonium, le tartrate de fer et de potassium.

La pharmacopée, Ed. III, indiquait déjà la teneur en fer de la plupart de ses préparations martiales. La quatrième édition nous donne deux indications nouvelles : le citrate de fer ammoniacal devra contenir, en chiffres ronds, 16 ½ % de fer métallique, et le sulfate de fer déshydraté environ 30 %. Par contre, la teneur du pyrophosphate de fer citro-ammoniacal n'est pas mentionnée, probablement parce qu'elle est inconstante, le sel n'étant lui-même pas très bien défini. La plupart des auteurs s'accordent à lui attribuer à peu près 18 % de fer. Cette indication suffira pour guider le médecin dans ses ordonnances. Ajoutons que, pour le lactate de fer, l'Ed. IV, comme le faisait l'Ed. III, indique la teneur en oxyde seulement (27 %, ce qui répond approximativement à 19 à 20 % de fer métallique).

Plusieurs préparations ferrugineuses ont été modifiées par la Commission. Ainsi l'extrait de malate de fer ne renfermera plus que 5 % de fer au lieu de 7 %. Cette modification a entraîné un changement dans la teneur en fer de deux préparations très répandues et qui ont pour base cet extrait : le sirop magistral (*Sir. Ferri pomati cps.*) et la teinture de malate de fer. Dorénavant 20 g. de sirop magistral ne renfermeront que 1 cg. de fer au lieu de 14 milligr. La teinture de malate de fer ne mérite au fond pas le nom de teinture, car elle ne renferme ni alcool ni éther ; c'est une simple solution de 1 partie d'extrait de malate dans 9 parties d'hydrolat de cannelle. Elle contiendra 5 ‰ de fer métallique au lieu de 7 ‰. Cette prétendue teinture est souvent prescrite en lieu et place de la teinture de Mars tartarisée du Codex (Soluté de tartrate ferrico-potassique), qui se prépare par dissolution de 1 g. du sel dans 4 g. d'eau. Un g. de cette teinture française renferme 4 cg. de fer. La teinture de Mars tartarisée est donc 8 fois plus riche en fer que la nouvelle teinture de malate de fer suisse.

Les pilules de Blaud et de Vallet contiendront dorénavant 2 cg. de fer chacune au lieu de 1. C'est par erreur que la pharmacopée, Ed. III, annonçait la pilule de Vallet comme contenant 2 cg. de fer, puisque, pour la masse de cent pilules, on devait utiliser 10 g. de carbonate de fer sucré, soit 1 g. de fer. La nouvelle édition prescrit 20 g. de carbonate de fer sucré.

L'article consacré à l'iodure de fer a été complètement changé. En effet, sous le titre de *Ferrum jodatum*, la troisième édition décrivait une solution aqueuse de protoiodure de fer titrant 25 % du sel. Plus exactement, la nouvelle édition écrit *Ferrum jodatum solutum*, et cette solution d'iodure ferreux doit contenir 50 % de sel, soit 41 % d'iode et 9 % de fer.

L'iodure de fer nous fournit un sirop très usité. Or, d'après la décision de la Conférence de Bruxelles, la teneur de ce sirop a été fixée au taux adopté pour le sirop allemand. Le sirop d'iodure de fer contiendra donc dorénavant 5 % d'iodure, cinq fois plus que celui auquel nous étions habitués. Évidemment, il est peu logique d'adopter un dosage aussi élevé pour un sirop destiné surtout à des enfants ; il est probable que des considérations techniques, tirées d'une conservation plus facile, auront guidé le choix de la Conférence de Bruxelles. Le médecin aura soin de noter dans sa mémoire ce changement, l'un des plus importants au point de vue quantitatif que nous ayons à signaler ici, et en prescrivant :

Sirop d'iodure de fer	1 partie
Sirop simple	4 parties

il reconstituera la préparation de l'Ed. III, ce qui lui permettra d'en continuer l'administration, si pratique, par cuillerées.

Remarquons, à ce propos, que le sirop d'iodure de fer se prête merveilleusement à démontrer le chaos qui règne actuellement, en matière de dosage, dans les pharmacopées des différents pays. Ewald [1] a dressé à ce sujet un tableau comparatif qui vaut

[1] Ewald. Handbuch der allgemeinen und speziellen Arzneiverordnungslehre. Ed. XIII, 1898. Avant-propos, p. V.

d'être reproduit partiellement :

100 g. de Sirop d'iodure de fer renferment :

Pharmacopée				Pharmacopée			
» grecque	g.	0,052	FeI^2	» russe	g.	5,00	FeI^2
» française	g.	0,50	—	» autrichienne .	g.	5.082	—
» belge, italienne	g.	0,52	—	» anglaise	g.	5,70	—
» espagnole ...	g.	0,67	—	» danoise			
» suisse (III)...	g.	1,00	—	» norvégienne..	g.	10,00	—
» germanique ..	g.	5,00	—	» d. États-Unis.			
» hollandaise ..				» hongroise....	g.	12,20	—

Le sirop hongrois est donc 234 fois plus riche en iodure de fer que le sirop grec.

Iode. — L'iodol, apparition éphémère au ciel thérapeutique, était abandonné et oublié avant d'avoir été supprimé dans la pharmacopée.

On peut compter, parmi les nouvelles préparations iodées, l'airol ou oxyiodogallate de bismuth, et le sozoïodolate de zinc, déjà mentionnés au chapitre des antiseptiques. Mais ce dernier, au moins, n'est un corps iodé qu'au point de vue chimique ; dans l'organisme, il ne libère pas son iode. Ce sel n'a donc ni les avantages, ni les inconvénients des corps iodés.

Les doses maxima admises pour l'iode ont été fortement abaissées. L'ancienne pharmacopée admettait 0,05 g. et 0,20 g. ; la nouvelle ne tolère plus que 0,02 g. et 0,06 g. On pourrait objecter que la forme sous laquelle l'iode est prescrit est à prendre en considération beaucoup plus que la dose.

La dose maxima *pro die* d'iodoforme a été abaissée de 1 g. à 0,60 g.

Il eût été certainement avantageux de pouvoir introduire, dans la pharmacopée, certaines préparations organiques d'iode destinées à l'usage interne et libérant lentement leur iode, telles les huiles iodées et peut-être quelque préparation albuminoïde, mais, encore ici, l'on se heurtait aux questions de brevets.

Phosphore et Phosphates. — Le phosphore amorphe servait à la préparation de l'iodure de potassium. Ce dernier sel étant actuellement fourni par la grande industrie chimique à des conditions très avantageuses, bien peu de pharmaciens prépareront leur iodure eux-mêmes, ce qui justifie la disparition du phosphore amorphe.

De nouvelles et excellentes acquisitions sont celles du glycérophosphate de calcium, de la solution de chlorhydrophosphate de chaux titrée à 10 % environ, et du sirop de lactophosphate de chaux. Ce dernier renferme du phosphate de chaux solubilisé par addition d'acide lactique. La préparation de notre sirop est un peu différente de celle du sirop français, qui était livré jusqu'à présent à nos clients. Le Codex prescrit, en effet, de dissoudre 12,50 g. de phosphate bicalcique dans une quantité suffisante (environ 14 g.) d'acide lactique à 75 %. Notre pharmacopée fait préparer d'abord du lactate de calcium soluble, auquel on ajoute de l'acide phosphorique dilué, mais la teneur en substance active ne sera pas notablement différente. Le sirop français contient pour 20 g. (une cuillerée à soupe) 0,25 g. de phosphate bicalcique, soit 73 milligr. de calcium. 20 g. de notre sirop renferment 80 milligr. de calcium; notre préparation sera donc un peu plus riche en calcium et en acide lactique, mais beaucoup moins chargée en acide phosphorique que le sirop correspondant du Codex.

L'hypophosphite de soude n'est pas décrit dans la pharmacopée. Il fait pourtant partie de l'émulsion d'huile de foie de morue et, étant un médicament lui-même, il aurait, selon la règle générale, mérité qu'on lui consacrât un article spécial.

L'émulsion d'huile de foie de morue renferme un second hypophosphite, celui de calcium, déjà mentionné dans l'édition III. Cette émulsion rendra de grands services. Plus abordable aux bourses modestes que les marques célèbres, elle est cependant très riche en huile de foie de morue, puisqu'elle en renferme 50 %.

Toujours arrêtée par des questions de brevets, la Commission n'a pu discuter ni l'introduction de la lécithine, ni celle de la substance connue sous le nom commercial de phytine.

Notre précédente édition, comme celle de la pharmacopée germanique, (si nous nous en rapportons à Nothnagel et Rossbach[1]), laissait dans une cruelle indécision le praticien qui cherchait à savoir lequel des trois phosphates calciques il employait. Notre édition IV, et la pharmacopée germanique actuelle, désignent explicitement le phosphate bicalcique, puisque le sel qu'elles décrivent se transforme en pyrophosphate par la calcination. Pour le médecin, l'idéal eût été qu'on adoptât, dans l'espèce,

[1] Nothnagel et Rossbach. Nouveaux éléments de matière médicale et de thérapeutique. Trad. française par Alquier, 1889, p. 93.

au lieu d'une nomenclature surannée, celle qui figure dans le Codex français, lequel distingue les trois phosphates par les préfixes : mono-, bi-, tricalcique.

Arsenic. — La médication arsénicale sera rendue plus aisée par l'adoption du cacodylate de soude, précieuse préparation, puisqu'elle permet l'injection hypodermique indolore d'arsenic.

La liqueur de Fowler (*Kalium arsenicosum solutum*) ne renfermera plus d'esprit de mélisse. Cette suppression en modifie le goût et la rend absolument limpide, tandis que l'ancienne préparation était souvent opalescente. La teneur en acide arsénieux reste de 1 %, mais, fait très important à noter dans notre mémoire, tandis que la liqueur de Fowler du Codex, renfermant 3 % d'alcoolat de mélisse composé, donne 23 gouttes pour un gramme, notre liqueur de Fowler donne 31 gouttes au gramme. Celle de l'édition III en donnait vraisemblablement plus encore sans que, faute d'un compte-gouttes normal et d'une table des gouttes, la plupart d'entre nous s'en fussent douté.

Les doses maxima d'arséniate de soude et de liqueur de Pearson ont été augmentées :

	Ph. helv. III		*Ph. helv. IV*	
	Doses maxima			
	simple	*pro die*	simple	*pro die*
Arséniate de soude.......	0,005 g.	0,010 g.	0,005 g.	0,015 g.
Liqueur de Pearson......	1 g.	4 g.	2,5 g.	7,5 g.

La liqueur de Pearson étant une solution aqueuse simple, à 2 ‰, d'arséniate de soude[1], sa dose maxima a été logiquement fixée à 500 fois celle de l'arséniate de soude. N'oublions pas que le gramme de solution de Pearson donne vingt gouttes.

Les doses d'acide arsénieux et de liqueur de Fowler ont été modifiées aussi, mais on les a diminuées :

	Ph. h. III		*Ph. h. IV*	
	Doses maxima			
	simple	*pro die*	simple	*pro die*
Acide arsénieux.........	0,005 g.	0,020 g.	0,005 g.	0,015 g.
Liqueur de Fowler......	0,50 g.	2,0 g.	0,50 g.	1,50 g.

[1] En France, cette liqueur est un peu plus faible, puisqu'elle se prépare, d'après le Codex, en dissolvant un gramme d'arséniate de soude dans 600 grammes d'eau.

La liqueur de Fowler, solution arsénicale de Fowler, ou solution d'arsénite de potasse, renferme dans toutes les pharmacopées du monde — chose extrêmement remarquable et digne d'être retenue — un pour cent d'acide arsénieux sous forme de sel potassique. D'après la P. I., l'arséniate de soude contient 36,83 % d'acide arsénique, correspondant à 31,72 % d'acide arsénieux. Un gramme d'arséniate de soude est donc à peu près l'équivalent de un tiers de gramme d'acide arsénieux, et pourtant les doses maxima, d'après la pharmacopée édition IV, sont les mêmes pour les deux corps.

Les nouvelles doses maxima d'acide arsénieux nous paraissent être un peu trop faibles. En France, ces doses sont fréquemment dépassées. Ainsi la liqueur de Boudin (Codex), renfermant 1 ‰ d'acide arsénieux, est habituellement administrée par cuillerées à café, mais on va facilement à 10, 20, 30 g. par jour. Le Codex a conservé les pilules asiatiques, renfermant chacune 0,005 g. d'acide arsénieux, notre dose maxima simple.

Alcalins. — Ici, les modifications que nous avons à signaler, sont sans grande importance pour le praticien. L'acétate de potassium, l'ancienne terre foliée de tartre ou *Magisterium Tartari,* sel déliquescent et difficile à conserver, a été supprimé, mais l'on a gardé la solution d'acétate de potasse, dont le titre a été porté de 30 % (édition III) à 33 %.

Inversement, tandis que le carbonate de potasse est conservé, sa solution, figurant dans la troisième édition, a été jugée superflue. En somme, dans les deux cas, il n'y a suppression que d'une forme médicamenteuse, non d'un médicament.

La soude caustique en bâtonnets est une acquisition sans intérêt pour la pratique.

Le carbonate de sodium déshydraté devra, dit l'édition IV, remplacer, dans les poudres composées, le carbonate de sodium ordinaire, s'effleurissant à l'air. Dans ses prescriptions, le médecin préfère habituellement le bicarbonate de sodium, infiniment plus agréable à prendre et très stable.

Mentionnons le bicarbonate de sodium pour l'usage vétérinaire.

Acides. — Disons d'abord que, sous ce vocable, nous réunirons ici les substances liquides dont nous réclamons avant tout l'action d'acide, indépendamment d'autres activités spéciales et personnelles. Aussi, malgré leur réaction chimique, nous ne comprenons pas dans le présent paragraphe les acides arsénieux, benzoïque, salicylique, camphorique, tannique, etc. L'acide sulfanilique, introduit dans notre édition IV, mais seulement à titre de réactif, est un corps solide.

Notre pharmacopée n'a vu augmenter ce groupe que de trois unités : l'acide nitrique du commerce, l'acide sulfurique du commerce et l'acide trichloracétique.

Qu'il nous soit permis de remarquer que le chapitre des acides est peut-être l'un de ceux où les discordances, d'une pharmacopée à l'autre, sont les plus considérables. D'ailleurs, dans une même pharmacopée, l'on peut aussi rencontrer, sous des désignations semblables en apparence, des corps de constitution très différente au fond. Notre pharmacopée, par exemple, reconnaît : 1° des acides du commerce (*Acida cruda*), 2° des acides proprement dits (*Acida*), 3° des acides dilués (*Acida diluta*).

Les deux acides du commerce (*Ac. nitricum crud.* et *Ac. sulfuric. crud.*) sont de concentration assez forte. Le premier renferme 61 à 65 °/₀ d'acide nitrique anhydre, le second 92 °/₀ d'acide sulfurique anhydre.

Mais, parmi les substances désignées sous le nom d'acides, sans autre qualificatif, la concentration varie dans des proportions infinies. Tandis que quelques-uns de ces corps sont tout proches du maximum de concentration (l'acide acétique est à 96 °/₀, le sulfurique à 94-99 °/₀, le valérianique à 99 °/₀), il en est d'autres qui sont fortement dilués : les acides formique, nitrique, chlorhydrique sont au titre de 25 °/₀.

Enfin, sauf l'acide acétique dilué, qui est au titre de 30 °/₀, les acides dilués représentent tous des solutions à 10 °/₀.

A part cette exception que forme l'acide acétique, notre pharmacopée, pour le dernier groupe comme pour le premier, est assez logique. Pour le groupe intermédiaire, par contre, on peut s'étonner des énormes variations de titre que nous signalons, et il nous paraît qu'il y aurait avantage à indiquer, par un terme conventionnel, la différence qui existe entre certains des acides de nos pharmacopées et ceux des chimistes. A coup sûr, les acides acétique, sulfurique et valérianique pourraient continuer à porter simplement le nom d'acides. Mais, imitant le Codex français, nous joindrions volontiers l'épithète *officinal* au terme *acide*, lorsqu'il s'agit de dilutions telles que celles auxquelles on donne les noms de :

Acide formique .... (titre 24 à 25 °/₀)
» chlorhydrique (» 25 °/₀)
» lactique ..... (» 75 °/₀)
» nitrique ..... (» 25 °/₀)

et nous y ajouterions :

Acide acétique ..... (» 30 °/₀)

Nous réserverions ainsi la dénomination d'acides dilués aux seuls acides titrant 10 °/₀.

Ajoutons qu'une entente internationale sur le sujet ne serait peut-être pas superflue. Les différences de teneur que présentent, d'une pharmacopée à l'autre, deux acides de désignation identique, sont parfois de nature à modifier sérieusement la valeur d'un médicament. Supposons, par exemple, qu'ayant lu dans le traité de Coutaret, de Roanne[1], la formule de la préparation à laquelle cet auteur donne le nom d'acide sulfonitrique rabelisé, et qui d'ailleurs est loin d'être sans valeur, un médecin suisse veuille la prescrire en transcrivant simplement :

Acide sulfurique	2 gr. 80
« nitrique	0 gr. 80
Alcool à 80°[2]	18 gr.

il serait très loin d'obtenir le médicament voulu. Coutaret, en effet, stipule que, pour cette préparation, il faut se servir d'acides chimiquement purs ; le Codex français, à côté de son acide nitrique officinal, peut fournir un acide azotique au maximum de concentration. Mais un pharmacien suisse se servira forcément de l'*Acidum nitricum* de notre pharmacopée et, de ce fait, il y aura un affaiblissement considérable dans l'acidité du mélange, comme une modification notable dans les proportions relatives des deux acides. Pour répondre aux prescriptions de Coutaret avec les substances dont nous disposons, nous devrions écrire :

Acide sulfurique............	2 gr. 80
» nitrique	3 gr. 20
Alcool à 80°..............	18 gr.

Et encore l'on pourrait se demander si, à la dilution admise

[1] C.-L. Coutaret. Dyspepsie et catarrhe gastrique. Thérapeutique des maladies des voies digestives. Paris. Masson 1890, p. 685.

[2] Coutaret a écrit par erreur 80° Cartier et, sauf dans le traité de G. Lyon, cette erreur a été fidèlement reproduite par tous les auteurs qui, à notre connaissance, ont indiqué sa formule.

par notre pharmacopée, se produiront bien, et dans les proportions désirées, les divers éthers auxquels Coutaret attribue l'action effective de son médicament.

Mucilagineux. — Le mucilage de coing a été supprimé. Le mucilage de gomme sera, d'après l'édition IV, chauffé au bain-marie pendant une demi-heure, ce qui détruira son oxydase, comme il est mentionné dans l'avant-propos (p. XIX), et comme permettra de le constater l'absence de coloration bleue sous l'influence de l'action du gaïac. Il est signalé à la même occasion que « les médicaments préparés avec le nouveau mucilage se comporteront souvent autrement que s'ils étaient préparés avec l'ancien. »

La poudre gommeuse ne renfermera plus de gomme adragante, mais une plus forte proportion de gomme arabique, additionnée de poudre de racine de réglisse. Les pilules qu'on en confectionnera, risqueront peut-être moins de devenir de petits blocs complètement insolubles et qu'on trouve inattaqués dans les fèces.

Vins. — Le chapitre des vins a été revu d'une manière particulièrement approfondie; des dispositions très sévères sont édictées pour nous garantir de toute falsification.

Les vins de Malaga et de Marsala ont été remplacés par des vins du Midi secs, du type du vin de Marsala mi-doux ou du vin de Xérès, et par des vins du Midi doux, du type du vin de Malaga doré.

Un vin mousseux, préparé au moyen d'un vin naturel, a été adopté.

Enfin les vins de quinquina, de condurango, de rhubarbe composé que l'édition III prescrivait de fabriquer avec le vin de Marsala, seront composés dorénavant, à la satisfaction du patient, au moyen d'un vin doux du Midi.

Le vin diurétique, anciennement constitué au moyen de vin blanc du pays, le sera dorénavant avec un vin du Midi sec.

Protectifs. Topiques. — L'onguent de peuplier (*Unguentum Populi* ou, d'après le Codex, *Unguentum populeum*), cher aux hémorrhoïdaires, a été supprimé; avec ses cinq parties de feuille de belladone et de jusquiame sur cent parties de pommade, il représentait un onguent narcotique très faible.

Le nom latin de *Tinctura Arnicæ* qui, dans l'édition III, désignait une alcoolature, s'applique aujourd'hui à une vraie teinture.

Les nouvelles acquisitions nous offrent toute une série d'excipients et de formules magistrales éprouvées. L'influence d'Unna se fait sentir dans l'adoption de la pâte de zinc et de la gélatine de zinc.

L'édition III mentionnait, à l'article *Adeps Lanæ*, que ce corps, mélangé à 30 ou 40 pour cent d'eau, constitue la lanoline. La quatrième édition a conservé cet article, tout en continuant à traduire *Adeps Lanæ* par suint de laine, expression défectueuse[1], mais elle décrit sous deux articles la lanoline, *Lanolinum* (*Adeps Lanæ cum aqua*), et la pommade de lanoline (*Lanolinum cum oleo s. Unguentum Adipis Lanæ*), résultant d'un mélange d'une partie d'huile d'olive avec cinq parties de lanoline.

Dans l'ancienne édition, à l'article vaseline, on lisait : elle est blanche ou jaune. L'édition IV distingue entre : vaseline, graisse minérale de couleur jaune, retirée des résidus de la rectification du pétrole américain, et vaseline blanche, obtenue par blanchiment de la vaseline brute.

Un autre résidu de la rectification du pétrole figure dans la nouvelle pharmacopée sous le nom de *Paraffinum liquidum*, paraffine liquide ou huile de vaseline.

Le *Paraffinum solidum* (synonyme : *Ceresinum*), en français cérésine, est défini : graisse minérale obtenue par purification de la cérésine brute.

La cérèsine brute ou ozokérite est une matière minérale que l'on appelle aussi paraffine naturelle ou cire fossile, et que l'on rencontre abondamment dans différentes contrées : Moldavie, Galicie, Transylvanie, aux environs de la mer Caspienne. Ce sont probablement des résidus laissés par du pétrole dont la partie volatile s'est évaporée lentement à travers la couche de terre qui surmonte ces dépôts. L'ozokérite est du reste identique aux paraffines que l'on peut retirer de certains pétroles fournis par les mêmes localités[2]. Le point de fusion élevé (entre 65° et 80°, d'après la pharmacopée), dépend du nombre d'atomes de carbone contenus dans la molécule de ces carbures saturés. Le nom français, très peu connu, de cérésine, aurait donc pu avec avantage être remplacé par celui, plus usité, de *paraffine solide*.

A côté de la paraffine solide, produit de purification de la cire fossile, il existe une *paraffine dure*, mélange d'hydrocarbures très

[1] Suint, matière grasse que sécrète la peau des moutons et qui, imprégnant la toison, rend la laine moelleuse et impénétrable à l'eau. DARMESTETER et HATZFELD. Dict. général de la langue française.

[2] BÉHAL. Traité de chimie organique, t. I, p. 178. Paris, 1901, Doin.

condensés qui, sous forme de lamelles brillantes, se sépare par refroidissement du mélange des carbures du pétrole brut distillant entre 280° et 400°[1]. Cette belle substance cireuse, cristallisable, fusible à des températures variables (55° et moins, jusqu'à 65° et plus), est souvent employée comme moyen de prothèse dans les opérations ayant un but esthétique.

Le *Collodium elasticum* est devenu *Collodium flexile*, tout en gardant le nom français de collodion élastique, qu'il justifiera du reste plus complètement, car il renfermera 3 °/₀ d'huile de ricin (Ed. III : 2 °/₀).

La traumaticine, ou solution de gutta-percha, s'obtient par dissolution de dix parties de gutta-percha purifiée dans quatre-vingt-dix parties de chloroforme. La pharmacopée distingue entre la gutta-percha, latex desséché de divers Sapotées (*Palaquium*, *Payena*), et le caoutchouc provenant de diverses espèces de *Hevea* appartenant à la famille des Euphorbiacées. A la fin de chacun des deux articles, elle indique : prép. *Traumaticinum.* En réalité la traumaticine, comme l'indique l'article qui la concerne, doit être faite exclusivement avec la gutta-percha.

Comme la pharmacopée germanique, notre édition IV appelle *Percha lamellata* la gutta-percha purifiée laminée. Un puriste serait tenté de faire remarquer que le mot gutta-percha vient du malais *gatah* ou *getah,* gomme, et de *Pertcha* ou *Pertjah,* nom malais de l'île de Sumatra, et qu'il eût mieux valu dès lors écrire *Gutta* ou *Guttapercha lamellata.*

Le cérat de blanc de baleine figurait sous le nom de *Ceratum Cetacei* dans la dernière édition. Actuellement, il faut le chercher parmi les *Unguenta*; il a gardé son ancien nom en sous-titre, mais sera préparé avec de l'huile d'arachide et de la teinture éthérée de benjoin, au lieu de l'être avec de l'huile d'amande et du benjoin. L'huile d'arachide remplace encore l'huile d'amande dans la composition de l'*Unguentum refrigerans* (*Unguentum leniens*) ou cold-cream.

L'huile de sésame, nouvelle acquisition elle aussi, remplacera l'huile d'olive dans le liniment volatil (*Linimentum ammoniatum*) et dans l'huile de jusquiame.

Le cérat à la rose, ou pommade pour les lèvres (*Ceratum labiale*) rappelle, sauf le carmin remplacé par l'orcanette, la préparation du Codex et l'ancien cérat de Galien.

[1] Berthelot et Jungfleisch. Traité élémentaire de chimie organique. Paris, 1898. Dunod, t. I, p. 110.

Sous le titre inchangé de *Pulvis pro pedibus,* le médecin trouvera une préparation entièrement nouvelle, comme il ressort de la comparaison des deux formules :

Pharm. helv. III		*Pharm. helv. IV*	
Alun potassique	15	Acide salicylique	3
Talc	85	Amidon de blé	10
		Talc	87

L'ancienne formule avait l'avantage de fournir une poudre exclusivement minérale; l'introduction de l'amidon, substance fermentescible, n'est peut-être pas un progrès.

Nous avons été embarrassés dans le choix du paragraphe où nous pourrions signaler la disparition du dernier des médicaments à base d'or légués par l'alchimie : le chloro-aurate de sodium. En effet l'or qui, à l'état d'*aurum potabile,* aurait garanti à son heureux propriétaire une jeunesse éternelle, a été utilisé au cours des maladies les plus diverses. Dès 1540, les sels d'or sont employés contre la syphilis; par la suite, le cancer, la chlorose, la scrofule et la tuberculose, le tabes, les états spasmodiques, l'épilepsie, etc., toutes les affections chroniques, en un mot, ont été le champ d'action de la thérapeutique par l'or. La puissance économique de ce métal explique facilement son activité suggestive; dans la pratique, si l'or ne guérit pas tous les maux, il aide au moins puissamment à les soulager.

Appendice.

Comme complément à ce résumé, nous donnons deux tableaux. L'un est destiné à montrer les modifications apportées par l'Ed. IV de la pharmacopée, aux doses maxima permises et indiquées dans l'Ed. III. Dans ce tableau, nous n'avons fait figurer dans la colonne réservée à l'Ed. IV que les chiffres qui diffèrent de ceux adoptés par l'Ed. III. Le deuxième tableau montre les modifications survenues dans le groupe des préparations galéniques d'origine végétale renfermant des substances héroïques.

TABLEAU I

a) Les doses maxima n'étaient pas indiquées dans l'Edition III.

	Ed. IV Dosis maxima	
	simplex	*pro die*
Résorcine	0,5 g.	1,5 g.

b) Les doses indiquées dans l'Edition IV sont supérieures à celles indiqués dans l'Edition III.

	Ed. III Dosis maxima		Ed. IV Dosis maxima	
	simplex	*pro die*	*simplex*	*pro die*
Citrate de caféine	0,5 g.	2,0 g.	1,0 g.	3,0 g.
Tartre stibié	0,2	0,5	—	0,6
Santonine	0,05	0,25	0,1	0,3
Huile de croton	0,05	0,10	—	0,15
Feuille de stramoine	0,2	1,0	0,3	—
Teinture de belladone	0,5	2,5	1,0	3,0
— d'aconit	0,25	1,0	0,5	1,50
Arséniate de Soude	0,005	0,01	—	0,015
Liqueur de Pearson	1,0	4,0	2,5	7,5

c) Les doses indiquées dans l'Edition IV sont inférieures à celles indiquées dans l'Edition III.

	Ed. III Doses maxima		Ed. IV	
	simplex	*pro die*	*simplex*	*pro die*
Antifébrine	0,5 g.	3 g.	—	1,5 g.
Antipyrine	2,0	6,0	1,0	3,0
Apomorphine (chlorhydr.)	0,02	0,1	—	0,06
Bulbe de scille	0,5	3,0	—	1,5
Chlorate de potasse	1,0	5,0	—	3,0
Chlorhydrate de cocaïne..	0,05	0,15	0,03	0,06
Codéine et phosphate de codéine	0,1	0,4	—	0,3
Créosote	0,5	3,0	—	1,5
Eau de laurier-cerise.....	2,0	8,0	—	6,0
Extrait de chanvre indien	0,1	0,5	—	0,3
Extrait de noix vomique .	0,05	0,15	—	0,1
Gaïacol	0,5	3,0	—	1,5
Huile phosphorée........	0,1	0,5	—	0,3
Iode	0,05	0,2	0,02	0,06
Iodoforme	0,2	1,0	—	0,6
Phénacétine	1,0	5,0	—	3,0
Phosphore.............	0,001	0,005	—	0,003
Salol	2,0	8,0	—	6,0
Sulfate de spartéine......	0,2	0,8	—	0,6
Sulfonal...............	4,0	8,0	2,0	4,0

	Ed. III		Ed. IV	
	Doses maxima			
	simplex	*pro die*	*simplex*	*pro die*
Teinture de chanvre indien	1,0	5,0	—	3,0
— de coloquinte ...	1,0	5,0	—	3,0
— de gelsémium ...	1,0	5,0	—	3,0
— d'iode..........	0,25	1,0	0,2	0,6
— de lobelia	1,0	5,0	—	3,0
— de scille........	2,5	10,0	2,0	6,0
— de strophantus...	1,0	3,0	0,5	1,5
Tubercule d'aconit.......	0,1	0,5	—	0,3
Vératrine...............	0,005	0,02	—	0,015

Tableau II

	Pharm. helv. III	*Pharm. helv. IV*
Aconit		
	Extrait sec (duplex)	—
	Extrait fluide	—
	Alcoolature	—
	Teinture	Teinture (P. I.)
Adonis........		
	—	Teinture
Belladone......		
racine	Extrait sec (duplex)	—
	Extrait fluide	—
	Emplâtre	—
feuille	—	Extrait ferme (P. I.)
	Teinture	Teinture (P. I.)
	Onguent de peuplier	—
	—	Emplâtre
Ciguë		
	Extrait sec (duplex)	—
	Extrait fluide	—
	Emplâtre	—
Coca..........		
	Teinture	Teinture
	Vin	Vin
	—	Extrait fluide
Colchique......		
	Extrait fluide	—
	Teinture	Teinture (P. I.)
	Vin	—

	Pharm. helv. III	Pharm. helv. IV
Digitale		
	Extrait sec (duplex)	—
	Extrait fluide	—
	Teinture	Teinture (P. I.)
	—	Digitoxine
Ergot de seigle .		
	Extrait hydralcoolique	—
	Extractum solutum	—
	—	Extrait (P. I.)
	—	Extrait fluide (P. I.)
	Teinture	—
Hamamelis		
	—	Extrait fluide
Jusquiame		
	Extrait sec (duplex)	—
	Extrait fluide	—
	Onguent de peuplier	—
	Pilules de Meglin	—
	—	Extrait (P. I.)
Kola..........		
	—	Extrait fluide
	—	Vin
Muguet		
	Extrait fluide	—
	—	Teinture
Noix vomique ..		
	Extrait	Extrait (P. I.)
	Teinture	Teinture (P. I.)
Scille		
	Extrait	—
	Teinture	Teinture
	Oxymel	Oxymel
	Vinaigre	Vinaigre
Sénéga		
	Extrait fluide	—
	Sirop	Sirop
Stramoine		
	Extrait sec (duplex)	—
	Extrait fluide	—
	—	Teinture

INDEX ALPHABÉTIQUE

TABLE DES MATIÈRES

VII. ANNÉES 1903-1905

E. Thomas. Etude sur l'action cardio-vasculaire de quelques dérivés de la xanthine. — A. Mayor. Cacodylate et vanadate de soude. — A. Mayor et G. Nutritziano. Les effets cardiovasculaires du chloral, du dormiol, de l'hédonal et de l'isopral. — Dragoutine Romanowitch. Recherches expérimentales sur l'isopral et en particulier sur son action cardio-vasculaire. — Issailovitch-Duscian. Explication de la syncope primitive dans la chloroformisation. — J. Ignatieff. Etude expérimentale sur l'épiosine (de Wahlen). — Alma Drzewiecka-Dowgierd. Le Narcyl. — Jean Rigopoulos. De la prétendue action antagoniste du permanganate de potasse vis-à-vis de la morphine. — Cécile Bégack. Données expérimentales applicables à l'usage interne de l'adrénaline et à l'emploi de cette substance dans le traitement de la syncope chloroformique. — Démétrius Pachantoni. Etude pharmacodynamique sur la subcutine. — Zenaïde Kamenzove. La stovaïne, étude expérimentale.

VIII. ANNÉES 1906-1908

B. Wiki. Sur les propriétés pharmacodynamiques des sels de magnésium. — Mlle Steinberg. Etude pharmacodynamique sur l'alypine. — Mlle Tcheremouchkine. La novocaïne, étude pharmacodynamique. — M. Roch. De l'antidotisme et de l'antagonisme en thérapeutique et en toxicologie. — M. Roch. De l'emploi de l'atropine dans l'intoxication aiguë par la morphine et par l'opium. — M. Roch. De l'emploi de la morphine dans l'empoisonnement par l'atropine. — S. Boytcheff. Anesthésie générale par la scopolamine-morphine. — A. Mayor. La scopolamine-morphine. Application des résultats expérimentaux à la clinique. — Mme A. Moukhtar. Le bromhydrate de méthylatropine. — A. Moukhtar. Etude expérimentale de l'état de réflectivité exagérée déterminée par le chloralose. — B. Wiki. Les nouveaux médicaments dans l'édition nouvelle de la pharmacopée suisse. — Mayor et Wiki. La pharmacopée helvétique, Edition IV.

IX. ANNÉES 1908-1912

B. Wiki. Le Codex de 1908 et la pharmacopée helvétique, édition IV, étude comparative. — B. Wiki. Quelques réflexions sur les extraits des solanées vireuses du Codex de 1908 et sur le dosage de leurs alcaloïdes. — B. Wiki. Sur les rapports entre la constitution chimique et l'action physiologique des médicaments. — B. Wiki. Des rapports entre la constitution chimique et l'action pharmacodynamique des anesthésiques généreux et des somnifères de la série grasse. — B. Wiki et Long. Le dosage des chlorures urinaires en présence des bromures. — B. Wiki. Sur l'action anesthésiante locale du sulfate de magnésium. — A. Mayor. De l'injection intraveineuse de médicaments cardiotoniques. — A. Mayor. Le traitement préventif de l'asystolie par les doses minimes de digitale. — A. Mayor. Traitement préventif de l'asystolie et doses minimes de digitale. — B. Wiki. Sur la détermination de la valeur de la digitale par la méthode de Focke. — Louis Segond. La digestion stomacale peut-elle modifier l'action physiologique des glucosides cardiotoniques? — E. Thomas. De l'action cumulative de la digalène. — E. Thomas. L'action des iodures sur la pression artérielle. — F. Loup. Etude expérimentale des suprarénines synthétiques et de leurs dérivés. — A. Moukhtar. De l'action des alcaloïdes de l'opium sur les terminaisons nerveuses sensitives cutanées. — A. Wiki. L'opium chez les enfants. — Léonard Lee. Le pantopon, étude pharmacodynamique. — H. Vieth. Ueber einige neue Aether des Morphins. — A. Mayor et B. Wiki. La chloréthyl-morphine et l'isopropyl-morphine comparées à la morphine et à ses dérivés usuels. — Mlle Zenaide Kamenzove. Recherches sur la comparaison entre l'action cardiovasculaire de la cocaïne et celle de la stovaïne. — J.-R.-Paul Guillermin. La tropacocaïne.

Genève. — Société Générale d'Imprimerie, Pélisserie, 18.

www.ingramcontent.com/pod-product-compliance
Lightning Source LLC
LaVergne TN
LVHW011953160826
845678LV00002B/525

* 9 7 8 2 3 2 9 6 8 7 9 3 3 *